古今中医外科医案发微

李晓强 著

中国健康传媒集团

中国医药科技出版社

内 容 提 要

本书以古今中医外科代表性医案为切入点，结合西医学理念、个人临床经验，全面细致地讲解了中医外科最具特色的诊疗思维和治疗方法，同时对医案体现出的核心学术思想和价值进行系统分析。本书内容全面翔实，切合临床，具有较强的实用性和指导意义，适合临床医生、中医院校学生、中医爱好者参考阅读。

图书在版编目（CIP）数据

古今中医外科医案发微 / 李晓强主编 . —北京：中国医药科技出版社，2024.6.
— ISBN 978-7-5214-4702-6

Ⅰ . R275

中国国家版本馆 CIP 数据核字第 2024TK6496 号

美术编辑　陈君杞
版式设计　也　在

出版　**中国健康传媒集团** ｜ 中国医药科技出版社
地址　北京市海淀区文慧园北路甲 22 号
邮编　100082
电话　发行：010-62227427　邮购：010-62236938
网址　www.cmstp.com
规格　710×1000mm $\frac{1}{16}$
印张　9 $\frac{1}{4}$
字数　147 千字
版次　2024 年 6 月第 1 版
印次　2024 年 6 月第 1 次印刷
印刷　河北环京美印刷有限公司
经销　全国各地新华书店
书号　ISBN 978-7-5214-4702-6
定价　**39.00 元**

获取新书信息、投稿、为图书纠错，请扫码联系我们。

韩序

李晓强博士先后就职于华中科技大学同济医学院附属同济医院、空军军医大学西京医院皮肤科临床一线，十年前来我院工作。晓强年富力强、学贯中西、根基扎实、精专博通、尤擅皮外，已发表论文二十余篇。他临证遣药经方、时方并用，做皮科微创手术堪称其绝活。

晓强常说，中医外科工作已经成为他生命的一部分。在他们团队的努力下，陕西省中医医院皮肤病院皮肤外科已经初具规模。

怎样才能不负众望把皮肤外科工作做大做强，是晓强一直思考的问题。放眼世界医学，对前沿穷追不舍，同时不忘挖掘中医学宝藏。在繁忙的诊务之余，他投身浩如烟海的中医典籍中去探索发现，这本《古今中医外科医案发微》就是其对中、西医临床思考的完美结合。

全书分为五部分，以薛己、陈实功等古代外科大家的医案为主，同时收录了现代顾伯华、岳美中等名家的经典医案，一案一论，分别从治法、方药、杂谈、技术、证治等5个方面进行了详细阐述，视角独特。通篇条理清晰，剖析疑点难点，指出精微所在，立意新颖，切入角度独特。

发微者，阐发微妙之处也。纵观全书，所选医案内容涵盖中医皮肤外科的方方面面，细细品读，实有别开生面之感，可见作者在创新方面的致力之勤。我相信，通读全书可达到以下目的：揣摩名医临证思维的规律，训练辨证论治的技能，培养知常达变的本领，丰富中医药学识经验，可助临证水平精进。

自古就有"读书不如读案"之说。千百年来，中医为人类的健康做出了不可磨灭的贡献，中医的经验和疗效，主要是通过医案这种形式才得以继承和传播的。正因为如此，从先秦的扁鹊，到后来的黄竹斋、董建华、米伯让等前辈名医无不重视研究前人医案。

学海无涯，书为舟楫。好书不厌百回读。晓强博士所著的《古今中医外科医案发微》一书，堪称外科医案解读之佳作。

付梓在即，晓强博士发来电子版，我得以先睹为快。披阅三过仍爱不释手。相信书中的内容，一定能为中医皮肤科、中医外科、皮肤外科的医者带来皮外科临证诊疗多方位的体验与收获。

陕西省中医医院皮肤病院名誉主任　韩世荣

癸卯年孟冬于长安

陆序

　　陕西省中医医院李晓强博士，慧敏好学，不耻下问，曾工作于空军军医大学西京医院，汇通中西医之理论，后有感于中医之精妙，遂矢志岐黄，精勤不倦，实乃医界之真学者也。余与李博士相识于壬寅年，一见如故，常相探讨中医。今李博士将其新作《古今中医外科医案发微》付余校勘，观后有感。一是精选医案，极具代表性；二是发皇古义，融会新知；三是中西解读，汇通众善。总而论之，余以为此书足以传诸于世，补益前贤之论，启迪后学之识！故不避浅陋，乐为之序！善哉！

陆氏中医第五代传承人　陆春吉

癸卯年秋

前言

今天，我们将医学视为技术，这是对医学最大的误解。医道，上通天文，下循地理，中和人事。治病救人，非医术二字所能尽括。清代蔡乃庵在《医会元要》序中言："医之理，元妙也。必研穷经典，博考方书，探赜索隐，会而通之，始能得其要耳。"为什么要研穷经典，博考方书？因为疾病的发生和人体的功能极其复杂，时常有变，瞬息易动，故而生死往往在一线之间。若以纯技术而论，那是对医学的粗浅之见。

医道之难，在于人之贵。人秉天地灵气，化生五脏六腑、十四经脉。内外之气，和合有序则无殃；内气不顺，外气乖戾，内外不和则百病丛生。正因为人体的复杂性和生命的可贵，决定了医治的难度。

每个人的生命是有限的，积累经验的时间也是有限，所以我们需要从前人的经验中学习。《素问》《灵枢》《伤寒论》《金匮要略》《神农本草经》皆医门圭臬，也是习医者必学之经典。然而，即便将这些著作背熟，临证之时，仍茫茫然，不知如何用药施针。这就是书本与临床之间的天然裂隙。这个裂隙是每个医生都必须面对的，只有克服了这一困难，弥合了裂隙，才能成为真正的临床医生。

弥合这一裂隙的方法有很多种，拜师学艺、自行实验都可以，但读前人医案无疑是最经济可行的方法。清代俞震言："医之有案，如弈者之谱，可按而复也。"此言一语点明医案的价值。

医案是历代名医的经验集合，我们想要在最短的时间内掌握更多的经验，读前人医案便是捷径。古人医案，要么示之以道，要么示之以法，要么示之以方药，要么记载罕见之疾，这些都是宝贵的资料。

中医外科历史悠久，但与内科相较而言，发展较为缓慢。明代是中医外科发展的高峰时期，随着清朝对科技的不重视，外科也逐渐衰落，最典型的表现就是外科手术的滞后。明代已经有了成套的手术器械和很多手术技术，但到晚清时期，中医外科医生却只能治疗一些疖痈小疾。近年来，随着西医外科的快速发展，中医皮肤外科也迎来了新的机遇，全国各地的中医皮肤外科蓬勃发展。

纵观中医外科学的发展史，我们不难发现，古代中医外科学的成就远比我们想象的高。以感染性疾病为例，且不说在抗生素发现之前，中医外科在世界医学中具有绝对优势，即使在今天，中医外科抗感染的那一套理法方药，仍然有不可低估的价值。笔者长期从事中医皮肤科、皮肤外科临床工作，在临床实践中发现，很多感染性、慢性溃疡等疾病，中医治疗疗效确切，且无明显毒副作用和后遗症。这无疑坚定了当代中医外科人对中医外科的信心。有了信心，才会有进一步钻研的动力。

在近八年的临床积累中，笔者常常带着问题查找资料，久而久之就阅读了大量的中医外科医案。通过对这些医案的分析，不但解决了临床问题，更重要的是领悟到了古人的智慧。笔者选择了一些具有代表性的医案，以医案为切入点，就中医外科最核心的问题进行讨论，以期呈现出一个相对完整的中医外科诊疗思路。所有讨论都是围绕临床展开，希望能对临床医生有所帮助，同时，也希望从事中医外科的研究者可以从中得到启发。

李中梓在说到自己的医案时，无不感慨："知我者，其唯此案乎！罪我者，其唯此案乎！"（《颐生微论》）医案尚且如此，对于医案的讨论发微，更是如此。由于笔者学识有限、经验不足，书中难免存在疏漏和不足之处，望方家以灵活变通的态度读医案，以宽容博雅的度量读此书。

敬请指正！

癸卯秋李晓强写于古都西安尚思轩

目 录

外科治法篇

外科技术篇

外科证治篇

方药篇

杂谈篇

外科治法篇

中医临床思维精髓

　　一男子胸患痈，痛烦躁，发热作渴，脉数而实。时季冬，余谓："此热毒内蓄也，须舍时从症，欲治以内疏黄连汤。"彼以时当隆寒，乃杂用败毒药，愈炽。仍求治，投前药二剂后去二次，诸证悉退。以金银花散加连翘、山栀四剂，出水而消。大抵证有主末，治有权宜，治其主，则末病自退。用其权，则不拘于时。泥于守常，必致病势危甚。况杂用攻剂，动损各经，故丹溪云："凡疮发于一经，只当求责本经，不可干扰余经。"罗谦甫云："守常者众人之见，知变者智者之事，知常而不知变，细事因而取败者多矣。"

——明·薛己《外科发挥·溃疡》

　　在门诊，我经常会遇到这样的病人，得了足癣或是寻常疣，他会觉得一定是脏腑出现问题了，需要给他整体调理下，如果我仅仅给予局部处理，如外用药或激光，或许他会对我的治疗方案有所怀疑，会觉得我不太重视他的问题，似乎只有经过望、闻、问、切之后，开些中药才安心。这是因为在很多人的意识里，中医治病就是整体调理。的确如此，整体调理，即整体观念，是中医的一大核心理念。无论是民间还是业内，整体观念深入人心，已成为中医最重要、最具特色的标志。

　　虽然每种疾病都有其自身的原因和机制，但限于对其认知的深度和广度，我们很难了解疾病病机的全部，因此，很多不确定因素超出了我们的认知范围，这使疾病的发生和发展过程变得更为复杂和难以预测。因此，如何准确地了解疾病的病因，恰当地制定治疗方案并合理地判断疾病的预后，成了摆在所有医学体系面前的难题，中西医都不例外。西医相对于中医比较直接，如果某病是由某病菌，或者某蛋白的异常表达引起，就直接处理这个病菌或是蛋白，也可以兼而处理。但很多时候，我们连明确的病因或始动因素都不知。而中医由于整体观念的运用，在解决临床问题时，会兼顾更多与疾病相关的因素，但也并非全面兼顾。可见，无论哪一种医学，在治疗中，都无法做到兼顾所有致病因素，难免会挂一漏万。

打个比方，一位患者，发热、怕冷、无汗、头重、头疼、气喘、脉浮紧，这是典型的麻黄汤证，或许有些医家会毫不犹豫地使用麻黄汤。但时值盛夏，患者素体较弱，同时，患者伴有口渴、苔黄腻，此时，就会有人犹豫要不要用麻黄汤。倘若患者还有失眠多梦、大便秘结，这时会有更多医生犹豫要不要用麻黄汤。同时患者有常年的毛囊炎等症，或许依然坚持用麻黄汤的就不多了。因为变量太多，远远超出了麻黄汤证的范围。那怎么办？如果不敢用麻黄汤，那就改方子，或替换药，或在麻黄汤基础上兼顾所有次证。若再考虑患者体质的寒热虚实、天时的五运六气和病位之归经等，那这样开出来的方子能达到立竿见影的疗效吗？

整体观念是中医的重要法宝，那在诊治疾病时，要有对众多致病因素和症状整体考虑的意识。在通盘考虑的基础上，分清主次，重点解决主要矛盾。简言之，整体观念是前提、是基础、是出发点，但落脚点要尽量小、尽量具体。薛氏此案就是一个很好的例子。一男子胸患痈，痛烦躁，发热作渴，脉数而实。但时值冬季，所以，医生即便看到了一系列实热证，但考虑到是冬季，便瞻前顾后，不敢直截了当地清泻实火、清热解毒，以致贻误病情。薛氏在通盘考虑的前提下，依然坚持"舍时从症"，以内疏黄连汤直泄实火。

薛氏道："大抵证有主末，治有权宜。治其主，则末病自退。用其权，则不拘于时。泥于守常，必致病势危甚。"真可谓一语道破中医临证思维的精髓。中医治病，为什么小方子能解决大问题？就是在于"攻其主，舍其末"。古人对治病有很多精彩的比喻，但我认为在众多的比喻中，以用兵之法喻治病之道最为妥切，沉疴骤至犹如重兵压境，医生就应该如同三军之帅一样，镇定自若，运筹帷幄，调兵遣将，决胜千里。《孙子兵法·虚实》言："兵无常势，水无常形，能因敌变化而取胜者，谓之神。"同理，中医治病不能过于拘泥于常法，不可太死板。谁说夏天就不能用麻黄？谁说体虚之人就不能用泻法？正如罗谦甫云："守常者众人之见，知变者智者之事，知常而不知变，细事因而取败者多矣。"

由此可知，"攻主舍末、知常达变"才是中医临床思维的精髓所在。过于考虑混杂因素，试图面面俱到，绝非真正的中医思维。

皮损辨证与整体辨证

一男子年逾五十，患已五日。焮肿大痛，赤晕尺余，重如负石，势炽甚。当峻攻，察其脉又不宜，遂先砭赤处，出黑血碗许，肿痛顿退，背重顿去；更敷神功散，乃服仙方活命饮二剂，疮口及砭处出血水而消。大抵疮毒势甚，若用攻剂，怯弱之人必损元气，因而变证者众矣。

——明·薛己《外科发挥·发背》

皮肤科或者外科医生，或许会有这样的体会，皮损辨证与系统辨证，或者说整体辨证之间时常会出现矛盾。很多时候，两者之间如何取舍成为了考验医师临床水平的一把标尺，这一点在皮肤科尤为显著。皮损辨证甚至是皮肤科医生的重要法宝之一，中医皮肤科名家赵炳南先生就非常强调皮损辨证的重要性。目前临床应用较为广泛的银屑病的皮损辨证，就是赵氏根据银屑病皮损特点所作的分型，即血热证、血瘀证和血燥证。此分型虽然在一定程度上起到了删繁就简的作用，易于掌握、便于推广，但在理论上也引来诸多争议，有很多方面值得商榷。

皮损辨证大抵来源于中医外科疮疡诊治理论，后来，随着中医皮肤科逐渐独立于中医外科，它被广泛地应用到皮肤病学中。此理论虽然在一定程度上丰富了中医皮肤科的诊疗理论，但也形成了很多片面化和机械化的皮肤病诊疗思维。因此，如今摆在中医皮肤科人面前的就是皮损辨证合理性的尺度该如何把握？与整体辨证的关系如何定位？俗语有言世上本无万全法，即便皮损辨证有充足的临床依据和确切的临证效果，但也绝非放之四海而皆准的方法。

其实，这并非我们今天才遇到的问题，古代外科医生也有类似的困惑，很多医家都曾在其著作中有过论述。在谈论皮损辨证与整体辨证之前，先看看薛氏这则医案，或许我们可以从中得到一些启发。

一位五十多岁的男子，得了发背（即背部的脓肿或者痈等感染性疾病），发病五日，焮肿大痛，赤晕尺余，重如负石，其势甚炽。很明显这是一个实热证，按道理，应当峻攻。可是脉象却不是实热之候，这就给处方造成困难了，攻不得，补不得，那该如何取舍？

按常理，有两个方法，其一，以迅雷不及掩耳之势峻攻其毒，所谓快刀斩乱麻；其二，攻里之中佐以护养脾胃。但这两个方案都是内科思维，那么，作为外科医生该如何处理呢？

作为皮肤科或外科医生，有一点我们必须明白，所谓外科，一来是病变在外，二来是治疗方法多为直接处理外在的病灶，归根结底，外科疾病多有显著的病灶，且多可被直接观察得到，自然处理方法也比较直接。回到临床上，作为外科医生，我们不仅有药物，还有很多外治法。近年来，大家开始重视中医皮肤科的外治法。外治法包括了手术、针刺、砭法、外敷药等。这些方法的特点就是可以绕开内科辨证思维，直接解决最急迫的问题。在此医案中，该患者发背尚未成脓，不能切开排脓。西医对于此类疾病，在没有成脓时，以抗生素消炎杀菌，在成脓后切开引流。而中医除了对脓肿切开的时机判断与西医一致外，也有类似西医抗感染的做法。没有成脓之时，可用消法，清热消炎，使肿疡消退。在药物治疗之外，还有砭法、针刺、拔罐、箍围（外敷药）等方法。薛氏言："先砭赤处，出黑血碗许，肿痛顿退，背重顿去，更敷神功散。"砭法让病势明显减退，再以神功散外敷，局部用药，可以将药力直接作用于病变部位，而不影响系统。此时热毒大势已去，病情平稳，可用内科辨证之法，以仙方活命饮两剂疏风解毒，不但问题解决了，还避免了攻伐之弊。此番一系列方法可谓巧妙至极，不仅以最小成本解决了问题，也最大限度缩短了病程，降低了对患者身体的影响。

中医在治疗感染性疾病，尤其是对体质虚弱，基础病较多的人是非常有优势的。但对于感染性疾病的治疗，只重视清热解毒之法，而忽视温阳、补益等法，会使临床用药思维趋于单一。在以中医为主流医学的时代，仍然存在一种现象，一旦遇到脓肿等皮肤感染性疾病，就以热毒为由，妄用寒凉攻伐之药。虽然，随着人类对微生物认识的逐步深入，我们已经意识到抗菌治疗的弊端，但由于缺乏其他有效的治疗手段，或许在今后很长一段时间内，这种灭菌的对抗治法仍将是主流方法。而中医在数千年的实践中，已经意识到这一方法的弊端，正如薛氏大呼："大抵疮毒势甚，若用攻剂，怯弱之人必损元气，因而变证者众矣"。诚然，在感染性疾病的发生发展过程中，病原体发挥着非常重要的作用，但我们也必须正视还有很多诸如免疫异常等因素的重要性。正是对这些问题的全面思考，中医才在不断的成败中总结、积累，最终形成了一整套针对不同情况的治疗方法。

通过上述分析，我们可以得到三点启示。一者，皮损辨证的同时一定不能忽视整体辨证，否则会变证迭出，败证频现；二者，若遇到皮损辨证与整体辨证不相符时，应该将皮损辨证作为整体辨证的一部分，整体辨证为主，皮损辨证为辅，因为从四诊来看，皮损辨证也不过是望诊的一部分；三者，在一些特殊的情况下，也可以内外分开来看，分开来处理。整体辨证解决根本问题，皮损辨证对症处理。以银屑病为例，若皮损焮红，当为热证，然舌淡脉弱，理为虚证。可给予寒凉之药外用，而内服药当以益气补血、健脾滋阴为宜。切不可陷入"一人只有一证""外内之证必然相合"之陷阱。

中医之生命在于变通、在于包容、在于临证实效。今世学者，论理者宜多临证，临证者应多思理，方可不使临床与基础脱节。临床上，无论何病，不管复杂还是简单，对于医者，都不可不察。要厘清所用药物的准确归属（局部还是整体）和药效。一者，除去不必要的用药，可减少对患者身体的损害和经济负担；二来，为了积累经验，提高医术。药物只是治疗的工具，在处理好整体辨证和局部辨证的前提下，分清主次，恰当使用，未尝不是一桩好事。以荨麻疹为例，若红斑、风团色泽虽红，但舌淡苔薄白，患者畏冷，仅以皮损辨证来看，当为风热，以辛凉发表之剂，就会内寒愈甚，即便一时有效，也会成为难愈之疾。若红斑、风团色泽虽淡，但舌红苔黄、口渴、尿黄、便秘，要以清热疏风为治，而不可以寒证视之。因此，临证时，一定要以整体辨证为核心，服药后观察疗效也要以整体为主，皮损辨证可作参考，但切不可以此为主。

任何理论都是用来解释现象的。皮损辨证作为望诊的延伸，在中医外科发展中起到了很重要的作用，但绝非砥柱之功。因此，在临床应用中，不能过于夸大实际作用而忽略整体辨证。

中医诊疗整体方案的设计

一男子头项俱肿，虽大溃，肿痛益甚，兼作泻烦躁不睡，饮食少思，其势可畏，诊其脉，毒尚在，与仙方活命饮二剂，肿痛退半，与二神丸及六君子加五味子、麦门冬、酸枣仁四剂，诸证少退，饮食少进，睡亦少得，及与参苓白术散数服，饮食顿进；又与十全大补汤，加金银花、白芷、桔梗，月余而瘥。

——明·薛己《外科发挥·脑疽》

每次读罢古人精彩的医案，我的内心总是久久不能平静。其原因有二：一是古人在诊治中，对于症的体察之细微、思辨之严谨，令人钦佩。二是在治疗疾病时对整体方案的设计，以及对治疗方法的选择井然有序，层层递进、环环相扣，如行云流水，令人叹为观止。

临床上，病情是不断变化的，小的、急性的变化是时时发生的，大的、慢性的也是时时在变，只不过表现出来的是日日变、月月变、年年变。中医是深刻理解这个"变之道"的。易者变也，中医将《易经》作为重要的组成部分，正是对这个"变之道"的彻悟。而这一切都是因为自然万事的"变之道"。人体也是如此，有生就有变，有变才有化。变而化出，病态出焉。但遗憾的是，这个精髓却常被忽略。常有报道说，某人患某疾后，同一个方子，连吃几周，疾病却并未见明显好转，却仍"守方"，不反思证是否有变，这种现象值得我们深思。

正因如此，目前很多关于中药肝肾毒性的临床报道，也多因不合理用药或过度用药造成。汤者荡也，对于急性病，古人为了使其起效快，用汤剂。而对于一些慢性、虚损性疾病，古人会用一些比较温和的办法或者平和的药，如丸剂、膏剂等，而现在，汤剂被广泛用于急慢性疾病的治疗中，用于治疗急性病的药物往往毒副作用较大，这些药物被制成丸剂被长期服用，这都是需要我们认真反思的。同时，对疾病进行辨证时也要避免偏差，不能过于机械地套用教材中疾病的分型而忽视临床表现的多样性。

薛氏这则医案为一男子，头项患脑疽，溃后肿痛更明显了，并且出现了腹泻、烦躁、失眠、纳呆，这么多症，该如何取舍？如何整合？才能使其统一在一个主因上？薛氏一言以概之，"毒尚在"。一般而言，肿疡破溃后不宜使用仙方活命饮，但薛氏显然并没有将其当作禁忌。他认为只要毒尚在，就可以使用，但不可久服。只用二剂后，肿痛已经消减了一半。此时，再不能攻毒了，因为腹泻、不思饮食都说明脾胃有问题。此时疾病的主要矛盾变为脾胃的问题了，于是，他给予二神丸及六君子加五味子、麦门冬、酸枣仁四剂，只需四剂，使脾气便得以振奋，之后，用参苓白术散数服以平和健脾，待其脾胃功能恢复，在补益时少佐甘寒之剂兼清余热，给予十全大补汤加金银花、白芷、桔梗。这一诊疗过程，层层相叠，环环相扣，变化多端，堪称精妙，细细思量，获益良多。

反观我们自身，往往在此方面有很多欠缺。最主要的原因可能是缺乏对疾病的宏观认识，更缺乏对诊疗方案的整体设计。我们往往习惯了在某一个病的条目下找某个证型，一旦确定，稍有成效，就认为"中病"了，若不见效，顶多再换一个证试试。殊不知这种做法看似是在辨证论治，其实是按图索骥。要想在临床中养成规划整体方案的思维，就需要我们扪心自问，是否认真诊察过每一个证？是否缜密地分析过每一个证？是否心存变之道？是否察觉出证的细微变化？是否真正做到了随证治之？是否在临床时有完整的诊疗思路？是否能预测到下一步的病情变化？是否有清晰的应对预案？

全局意识和"破漏"观念

一男人，六旬有二，发生右搭。先用艾灸，次渐情势高肿，坚硬不痛。十五日后，尚未溃脓，日生烦闷，恐其毒陷，先用针通，随行拔法，拔出恶血钟许，已后稍得轻便，搽上化腐之药膏盖。用至三日，其疮渐作腐溃，至二十日，亦出正脓，坏肉渐脱，新肉渐生，此外治之法尽矣。因病家与内科一医平交甚切，托彼用药内服，而不遵外科补托之法，自执己见，不听予言，失于峻补，每日人参不过二钱，以为足用。予曰：不足，法当五钱，兼熟附二钱，方为称病，不然必生变矣。彼此不信，后果肉色淡白，疮口散大，脓水清稀，饮食减少，此败症具矣。后虽强投温中健脾大补之药，终则不应，至于形体消削，脓水臭秽，延至六十日，历尽气血而亡。然后方自懊悔。殊不知凡大疮每日脓出一碗，用参必至三钱，以此为则。况本病出脓日有三碗，用参二钱，谓之大损小补，岂不归死？又外科乃破漏之病，最能走泄真气，如损补两不相敌，无以抵当，往往至于不救者多矣！此为不信于补而执俗见，自取败亡者也。可惜！

——明·陈实功《外科正宗·杂忌须知第十四·痈疽治验》

盖外科疮疡，无外乎阴阳，而阴阳之所发，全在患者体质禀赋。阳以阴药，阴以阳药，此正治也。临证无主，全因不能明辨阴阳。设阴阳炯然，立方投药，自然药到病除。

本案患者，六十余岁，患"右搭"，（搭，又称搭手，为古代病名，指的是发生于背脊的疽，因发生的部位可以用手触到，故称"搭手"。）搭是疽，即属于阴证，自然宜先用艾灸温阳散寒。《本草从新》言："艾叶苦辛，生温，熟热，纯阳之性，能回垂绝之阳，通十二经。"艾灸时加上火性，温阳之力更甚。待气血通畅，化腐成脓后，以针刺拔毒，再用化腐药使表皮腐烂，让疮内坏死组织脱出，这就如同切开引流。外治法的思路几乎与今天的处理思路一致，但内治却全然不同。虽说从中医理论而言，仍是正治法，即寒者热之。但与西医抗菌抑菌之对抗理念仍有差别。

本案作者并没有说明使用了什么方子，只是说内科医生所开方中的附子和人参的用量过小，不能扭转病情，最后延误病情，导致患者不幸死亡。

这是一则误治的失败案例，陈氏通过展示和分析这则案例，向我们传递的重要信息主要有两点。

一是外科治疗要有全局意识。从医案描述来看，陈氏面对患者，一开始就很清楚该如何处理，先如何，再如何，一切都在掌控之中。但外治结束后，患者更换医生，致使功亏一篑。像面部的痈、恶性黑素瘤、基底细胞癌、鳞状细胞癌等病，我们不仅要考虑术式，还必须考虑患者术后的美观、手术对患者生活的影响等因素，甚至要考虑是否一定要手术，是否有更合适的选择。比如一位八九十岁的老人，就算发现了皮肤肿瘤，我们也不能只想到手术，而应根据患者的身体状况，综合考虑是手术，还是光动力治疗，或是其他保守的治疗方法。现代皮肤外科在中国的起步较晚，但发展很快。从目前的情况来看，也存在很多问题，过于强调手术的技巧和重要性，就是其中之一。以上是针对横向考虑而言，纵向考虑同样重要。

在本医案中，陈氏对患者病情非常了解，对其诊断、治疗方法、病程及预后有非常清晰的判断。他说："先用艾灸，次渐情势高肿，坚硬不痛。十五日后，尚未溃脓，日生烦闷，恐其毒陷，先用针通，随行拔法，找出恶血钟许，已后稍得轻便，搽上化腐之药膏盖。用至三日，其疮渐作腐溃，至二十日，亦出正脓，坏肉渐脱，新肉渐生，此外治之法尽矣。"这是一个典型的沿着疾病发展为轴的纵向考虑。无论是纵向还是横向，外科疾病的施治需要医生养成全局意识，对病患的情况通盘考虑，切忌随波逐流，心中空空。外科因涉及的治法、用药剂型、手术操作等尤为复杂和多样，因此，对于外科医生而言，这一点尤为重要。

二是外科之病多"破漏"。这得从两个方面说起。一方面是就疾病的特征而言，外科疮疡等症耗气伤血，尤其很多疾病病程漫长，日久不愈，更容易损伤人体正气，临床表现来看，很多复杂性溃疡，多伴有气血亏虚、虚实夹杂的情况。另一方面就治疗手段而言，外科治疗除了常规的口服药物外，有创的治疗手段如手术等有伤正的风险。同时，手术本身也有相当的风险。所以说，外科之病多"破漏"。因此，作为外科医生，在处理疾病时，要充分考虑"破漏"的特点，在疾病、患者和技术三者之间寻找一个最合适的平衡点。既不能畏惧破漏，害怕风险，在该手术时犹豫不决，错失良机，也不能一味为了在技术上求新求难，为了炫耀自己高超的技艺而不顾患者和疾病的基础情况，对患者造成不必要的损伤。

随着科技的发展，技术手段日新月异。目前，手术的发展趋势为微创化，甚至无创化，很多传统手术逐渐被新的微创术式或非手术方法所取代，很多经典术式的绝对地位也发生了动摇。相信未来会有更多现在看来必做的手术被淘汰。因此，不宜过度强调术式的第一性。手术同药物一样，只是一种手段，只有万不得已，才应该考虑手术，考虑舍小保大的策略。同时，很多外科疾病，由于病程较长，在早期大部分都是用过抗生素或具有清热解毒作用的寒凉中药，这些药虽然可在一定程度上缓解感染的程度，但不能一看到感染性疾病，就给予抗生素或苦寒之剂，毕竟无论是抗生素，还是苦寒之药，都会伤正，尤其是脾胃。脾胃乃后天生化之源，脾胃的好坏，直接或间接影响着疾病的预后。即便是火毒至盛的阳证，也要注意苦寒之品的使用剂量和时间。

谈辨证论治

　　一上舍年逾四十，因怒，胁内作痛不止。数日后，外结一块三寸许，漫肿，色不赤，按之微痛。余谓：怒气伤肝，致血伤气郁为患。以小柴胡汤对四物，倍用芎、归、黄芪、贝母、肉桂治之。彼谓丹溪云：肿疡内外皆壅，宜托里表散为主。又云：凡疮未破，毒攻脏腑，一毫热药，断不可用。况此证为气血凝滞，乃服流气饮，愈虚，始信而复求治。视之，虚证并臻。诊之，胃气更虚。彼欲服余前药。余谓：急者先治。遂以四君子汤加酒炒芍药、炮干姜四剂，少得。更加当归，又四剂胃气渐醒。乃去干姜，又加黄、芎、归、肉桂数剂，疮色少赤，并微作痛。又二十余剂而脓成，针之，却与十全大补汤。喜其谨疾，又两月余而瘳。

　　夫气血凝滞，多因营卫之气弱，不能运散，岂可复用流气饮，以益其虚？况各经血气，多寡不同，心包络膀胱小肠肝经，多血少气，三焦胆肾心脾肺，少血多气。然前证正属胆经少血之脏，人年四十以上，阴血日衰，且脉证俱属不足，肿疡内外皆壅，宜托里表散为主。乃补气血药，而加之以行散之剂，非专攻之谓也。若肿痛甚，烦躁，脉大。辛热之剂，不但肿疡不可用，虽溃疡亦不可用也。凡患者，须分经络气血，地部远近，年岁老幼，禀气虚实，及七情所感，时令所宜而治之。常见以流气、十宣二药，概治结肿之证，以致取败者多矣。

——明·薛己《外科发挥·溃疡》

　　明代名医薛己的医案最值得关注的地方并不在于具体的病证治疗，而是在于医案后随附的医论，或者医话。这些由医案引发的论述，具有很强的临床针对性，而且言简意赅，极具临床价值，就如同临床查房后写的疑难病例讨论，远比单纯地论述医学经典更实用。

　　比如大家都知道怒气伤肝，都知道辨证论治，但具体如何应用却并不简单。薛氏记录的这则医案为一位40多岁的人，生气后出现胁内作痛不止，过几天胁部出现肿疡。这就是怒气伤肝的典型例证。根据病史，薛氏认为本病的病机为怒气伤肝，致血伤气郁为患。应该用什么方式治疗？小柴胡汤？当然逍遥散、柴胡疏肝散也可以，有人对此提出异议，正如文中记载的医生这样考虑，他们根据朱丹溪的一个说法，说是"肿疡内外皆壅，宜托里表散为主"，"凡疮未破，毒攻脏腑，一毫热药，断不可用"。结果用了流气饮后，病情越来越严重。这是为什么呢？上述医生论述看似有理有据，但他忽略了一点，那就是临床病证。

脱离具体案例的辨证，是毫无临床意义的。虽然薛氏在此没有明确描述患者的舌苔脉象和其他的次要症状，但是从作者对其病机的判断来看，这个患者应该除了两胁作痛之外，应该还有舌淡红或红，舌苔不厚腻，脉弱，顶多就是左关部稍大一些等症状。但这位医生却没有辨清病证，误投清热疏散之药，结果犯了"虚虚之戒"。本病起因为气伤血郁，是虚证，误投清热疏散之药之后，不但肿疡没有消散，反而伤了胃气。因此，当务之急就是益气醒胃，以四君子汤、干姜等，胃气一醒，才可以接着再行疏肝调节气血，佐以黄芪、川芎、当归、肉桂等。待气血充足，脓破后，只需切开引流，给邪气以出路。只有这样，局面才算是打开了，至于后面的收尾工作，按部就班就可以了。

叙述完病案，薛氏或许担心后学之人不能完全理解此医治过程的精髓，所以，在医案后面又附加了一段议论，而这正是本则医案的精华所在，也算是点睛之笔。首先，他说："夫气血凝滞，多因营卫之气弱，不能运散，岂可复用流气饮，以益其虚？"这其实在驳斥那些不能辨明病证，虚实不分，盲目用药的人。

其次，强调经络的重要性。根据经络的气血状况来治疗，有很高的临床意义。"心包络膀胱小肠肝经，多血少气，三焦胆肾心脾肺，少血多气。"这是一条非常重要的论述，尤其是对中医临床具有极高的指导意义。本例患者从发病位置来看，应该属于足少阳胆经的循行部位，此经的特点为少血，加之患者年纪较大，阴血亏虚。结合脉证，当为虚证，不可行攻伐之法。若为实火之证，自然不敢用辛热之剂，正如薛氏所言："若肿痛甚，烦躁，脉大。辛热之剂，不但肿疡不可用，虽溃疡亦不可用也"。可见，无论如何，辨证论治是非常重要的。虚实不分、寒热不明，纵使满腹经纶也于临床无益。

最后，让我们以薛氏这句警世之言来共勉吧！"凡患者，须分经络气血，地部远近，年岁老幼，禀气虚实，及七情所感，时令所宜而治之。常见以流气、十宣二药，概治结肿之证，以致取败者多矣。"

中医治疗皮肤溃疡精要

西门内王姓小儿，五岁患手背发，屡治不愈。邀余诊视，见小儿手背筋骨尽露，所流俱是臭水，并无脓意，小儿体极瘦弱。伊母又云："大便日泻三四次不等，夜间疼痛不止。"余诊其脉，六脉皆虚细无力，此因久病失于调补。疮科又属破漏之证，如同居家，每日非用钱十串不能过活，若仅有进款五串，不止日贫，且有冻馁之虞。此儿之疮，三月内臭水淋漓，非虚乎！饮食减少，非虚乎！大便滑，非虚乎！由此思之，臭水无脓者，正见元气亏损，不能化毒之明证。今治法宜先服十全大补汤以壮气血，气血壮自然化毒变脓，外上红升丹，提脓拔毒。各外科书皆云，有脓则生，无脓则死，此千古不易之言。伊父母闻余论深以为然，遂服十全大补汤，五帖后，疼痛稍止，似乎有脓。又投五帖，泄泻自止，饮食大增，脓变稠黄，臭气已去，生机日多，脱去危险。此证自余治，始终四十二天，共服药三十帖而愈。倘若不从内治，全恃外治之法，恐终不免亡。常见有患疮者，连年不愈，外科家不问新旧虚实，满口谓毒气不尽。至于用药，轻者凉血解毒，重者硝黄乱投，犹言宜清内毒，竟使元气日消，毒气日盛，不死不休。如此而死者，不胜屈指，皆因不明《内经》虚实大论之误也。

——翟青云《湖岳村叟医案》

中医古典医籍，尤其是中医外科类书籍中，大部分内容或者说重头戏都逃不出"痈疽"两字。随着抗生素耐药等问题的日益严重和人们对人体微生物组的认识加深，中医在治疗感染性疾病方面的优势也愈加显现。

本案所治者，发背也。发背，有时也叫背发。发是一种常见的皮肤感染。中医有疔、疮、疡、痈、疽、发、痰、流注、丹毒、瘰疬等病名，这些都是感染性疾病。发背最早见于《刘涓子鬼遗方》一书，多指发生于背脊或是阳面的痈疽。可见，发的本质是痈疽，而痈为阳，疽为阴，自然，发背也就有了阴阳之分。《医宗金鉴》云："初起形如芒刺，渐感疼痛，高肿红活"，这指的是痈；《外科精义》云："夫五发者谓疽发于脑、背、肩、髯、鬓是也"，这说的是疽。简言之，痈疽多指皮肤浅表感染，只不过中医根据其表现将皮肤感染分为阴、阳两种。

发背既有阴阳虚实之分，治疗上当然也有所不同。因本案谈的是阴性的、虚证的发背，所以属阳性的、实证的暂不在谈论范畴内。如文中所言："王姓小儿，五岁患手背发……见小儿手背筋骨尽露，所流俱是臭水，并无脓意，小儿体极瘦弱……大便日泻三四次不等，夜间疼痛不止……六脉皆虚细无力。"一派虚证，溃疡面污浊渗液较多，却无脓性分泌物，正合阴疽之症。身体瘦弱、便溏、疼痛剧烈，脉细无力。诸多症候，一言以蔽之，虚极！正如翟氏大呼："此儿之疮，三月内臭水淋漓，非虚乎！饮食减少，非虚乎！大便滑，非虚乎！"所以，投以益气补血之品，只需静待时日，便可获良效。至于处方十全大补汤，或八珍汤，或其他诸方，皆在情理之中，不复多言。

翟氏医术高妙，深得中医精髓，于无意间道出疮疡诊治之机要，当为吾辈后学深思。现摘取二三，以飨同道。

其一，"疮科又属破漏之证，如同居家，每日非用钱十串不能过活，若仅有进款五串，不止日贫，且有冻馁之虞"。外科感染性疾病，大多数人都是看见红肿热痛诸症，或受西医学感染学说影响，习惯以对抗性思维处理。中医说清热解毒，攻邪泄毒，西医言杀菌灭菌。而翟氏却说，外伤感染如同居家过日子，必须收支平衡，若出得多，进得少，恐怕就只能挨饿受冻了。这种比喻非常有意思。皮肤溃疡多为消耗性疾病，一味攻伐，必然大损元气，败坏脾胃。因此，对抗疗法弊端较多，不可轻用，尤其对于体质虚弱之人，若非用不可，一定要中病即止。

其二，"有脓则生，无脓则死，此千古不易之言"，这一论断对于西医可能不大好理解，但却是临床金句。想必很多从事中医皮肤科、外科的医生都有这样的体会。有些溃疡面上没有黄色的脓液，却不断地有血性污浊分泌物流出，伤口迟迟不见愈合。这种难治性溃疡治疗起来非常棘手。中医学认为，有脓就意味着气血充足，属阳，以清热解毒或是抗生素均能很快解决问题。而无脓就说明气血不足，属阴，非但抗生素效果不佳，中药清热解毒之品也收效甚微。用上面的比方说，有脓就是居家殷实，所以能跟病菌外邪耗得起，稍加佐助，就能息兵止戈。

其三，"常见有患疮者，连年不愈，外科家不问新旧虚实，满口谓毒气不尽。至于用药，轻者凉血解毒，重者硝黄乱投，犹言宜清内毒，竟使元气日消，毒气日盛，不死不休。如此而死者，不胜屈指，皆因不明《内经》虚实大论之误也"。翟氏面临的医疗现状，跟我们今天大同小异。中医治病不问阴阳虚实，见毒就清，见肿言热，全然不是中医的思维，甚至不如西医的对抗疗法。因为中医外科的很多清热解毒、去腐生肌药都有毒性，如轻粉、铅粉、朱砂、雄黄、硫黄、冰片等。若轻率使用这些药品，不光疗效不好，用之日久，必然毒入脏腑，杀人于孟浪。

凡此三者，虽有所侧重，但总而言之，治疗皮肤溃疡等感染性疾病，首当明辨阴阳虚实，有是证用是药，切不可有丝毫含糊，或者单凭自己的经验，或以定势思维误判病情，时刻明白施行医术必须秉持深思慎行的态度。东汉名医郭玉说："医者，意也"，大概说的就是这个意思吧！

谈火毒致病说

一男子脓将成，微痛兼渴，尺脉大而无力，此阴虚火动之证。彼谓心经热毒，自服清凉降火药，愈炽。复求治，乃以四物汤加黄柏、知母、五味子、麦门冬、黄芪，及加减八味丸，渴止疮溃，更以托里药兼前丸而愈。

《中藏经》云：痈疽疮肿之作，皆五脏六腑蓄毒不流，非独荣卫壅塞而发，其行也有处，其主也有归。假令发于喉舌者，心之毒；皮毛者，肺之毒；肌肉者，脾之毒；骨髓者，肾之毒；发于下者，阴中之毒；发于上者，阳中之毒；外者六腑之毒，内者五脏之毒，故内曰坏，外曰溃，上曰从，下曰逆。发于上者，得之速；发于下者，得之缓。感于六腑者，易治；感于五脏者，则难治也。观此，则疽发于脑者，乃膀胱督脉，阴气不足，阳火炽甚而出也。岂可专泥于心火，而不滋益阴气耶。

——明·薛己《外科发挥·脑疽》

《素问·至真要大论篇》言："诸疮痛痒，皆属于心"，而心属火，故疮疡的病机多被认为是火毒所致。正如《外科选要》中说："盖谓静则生水，动则生火，水能生万物，火能克万物，故百病由火而生；火既生，七情六欲，皆随应而入之；既入之后，百病发焉。发于内者，为风劳蛊膈，痰喘内伤；发于外者，成痈疽发背，对口疔疮。"由此，中医痈疽疮疡似乎都是因火而起。而如本则医案中引述《中藏经》所说："痈疽疮肿之作，皆五脏六腑蓄毒不流"，这些观点基本涵盖了中医疮疡的火毒致病学。这一学说影响极大，无论是在古代还是现代，都占据着主流地位。可惜的是，人们在谈论火毒时，多倾向性地将其理解为实邪，却忘记了火有虚实之分，毒有阴阳之别。

由于抗生素的出现，一般的感染性疾病，尤其是浅表感染，几乎很少有人会首选中医辨证论治。只有在抗生素效果不好时，才会不得已用中药。即便有人开始用中药，也绝大部分会用清热解毒，泄热解毒的方药。当然，这种治法也并非全然不对，中医外科不是有消法吗？但我相信很多浅表感染并不是消法的适应证。中医外科有消、托、补三法，三法之下，方剂众多，为何以消法独尊？中医治法有八法，外科治病参以八法，治疗方法可谓多种多样，为何独以清、下、消三法为主？

这显然是应用火毒致病学说时出现了偏差。

本医案讲的是薛氏用四物汤加味与加减八味丸治疗脑疽。虽脓将成，但从临床表现和脉象来看，是虚证，以滋阴降火之法治疗可谓顺理成章。就本医案来说，没有特别出彩的地方，只是寻常之法，但在人们普遍误解火毒学说的大环境中就显得不同凡响了。

比较有意思的要数引述的《中藏经》这段关于痈疽的论述，虽然从理论上，这与《黄帝内经》（以下简称《内经》）并无二致，但却具有很高的临床指导价值。此段论述比较系统地总结了疮疡的发病部位与脏腑的关系。五脏、阴阳、上下皆可出现毒发成疮，因此需要分而治之。汗、吐、下、和、温、清、消、补，再加上外科三法中的托法，诸多治法均可随证用之。我在治疗疖病时，就常用补中益气汤、八珍汤等益气补血的方剂。在疮疡破溃后，喜欢用托里消毒散等方。凡是虚证的感染性疾病，黄芪、党参、当归、川芎更是常用药。当然，若遇里实热毒，也会毫不犹豫地清热解毒，常用方如内疏黄连汤、五味消毒饮等。在用这些泻火解毒的药时，多以三帖为基本单位。三帖之后，如实热已解，便不再使用。作为外科医生，要时刻记住，疮家以护卫脾胃为根本，一旦脾胃受损，后面的问题就更麻烦。

因此，火毒学说虽然是中医诊治疮疡的基本理论，但一定要分清阴阳虚实，尤其在临床中，多问问自己，此火是实火还是虚火？是否夹有他邪？毒从何处来？毒流何经？毒蕴何脏何腑？在确定治法时，要多思考是直折火势？还是引火下行？还是滋阴济火？而不是仅以对抗思维"以不变应万变"。

疖病治疗的另类思维

浑身生疖如疔，痛楚难堪，小溲或秘或频，大便登圊则努挣不下，卧则不能收摄。人皆谓其虚也。孟英诊脉，滑数、舌紫、苔黄而渴。予白虎汤加花粉、竹叶、栀子、白薇、紫菀、石斛、黄柏，十余剂而痊。

——清·王士雄《王氏医案》

清代名医王士雄，字孟英，是中医温病大家，其所著《温热经纬》影响深远，该书"以轩岐仲景之文为经，叶薛诸家之辨为纬"的编纂原则，堪称集温病学之大成者。

本则医案，所治的是疖病。疖病是感染性疾病，多反复发作，治疗起来较为棘手。患者表现为浑身生疖，疼痛难忍，可见本例患者病情较重，小便时而尿少，时而频数；大便用力难下，卧躺却大便失禁。从疖的表现和大小便情况来看，确实像是虚证，气虚无力推动大便下行，故而"登圊则努挣不下"，气虚不能固摄，故而"卧则不能收摄"。看似合情合理，但舌脉却是另一番景象。王氏用八个字概括了本病的病机，主证为"滑数、舌紫、苔黄而渴"，非但不是虚证，反而像是里热至盛的实证。他以白虎汤佐以养阴清热之品治疗，结果药到病除。不禁令人惊叹王氏医术之精妙。但其中有三大疑点需要澄清。

其一，舌脉与症状不符时，如何取舍？我们前面说过，从疖的表现和大小便情况来看，确实像是虚证，但舌脉俨然是里热至盛的实证。这时候如何取舍？对于每一个临床医生来讲都是一次考验，中医有舍脉从证，也有舍证从脉之说。王氏以舌脉为准，舍弃了疖的表现和大小便情况，因为在他看来，实证是本。那王氏为何这样判断？我认为舌脉是依据之一，依据之二就隐藏在病史中。很多人会纳闷，这则不到一百字的医案哪有描述病史？"人皆谓其虚也"，对，就是这句。虽然此句是王氏为批评这种错误说法而说，但暗示很多曾经接诊过这位患者的医生以虚证治疗，结果疗效不佳，才请王氏诊治。既然以虚证论治，疗效不佳，就以实证论治。前车之鉴，后事之师！

其二，实热证为何会大便失禁？实热证因耗气伤阴，小便少或频，大便干结，很容易理解，但大便失禁却着实让人费解。一般而言，大便失禁多为虚寒引起，正如《圣济总录》："大肠为传导之官，掌化糟粕，魄门为之候。若其脏寒气虚，不能收敛，致化糟粕无所制约，故遗矢不时。"我的理解为肺胃实热，脾胃气机紊乱，膀胱气化失司，所以小便或秘或频；肺与大肠相表里，气分有热，大肠传导功能紊乱，就会出现时而干结，时而溏泄。当然，热毒至盛引起的瘟疫之类的传染病的大小便失调不在讨论范围内。

其三，疔病实热证就该用白虎汤吗？依常理，疔病实热证该用清热解毒之品，如内疏黄连汤、黄连解毒汤、五味消毒饮、仙方活命饮等，王氏何以白虎汤治之？秦伯未曾归纳出白虎汤四大症：身大热、口大渴、汗大出、脉洪大。显然与本案疔病病情不符。要弄清其中玄机，必须追根溯源。白虎汤出自张仲景《伤寒论》，书中共有3条，分别为第176条、第219条、第350条。谈到白虎汤加减的有5条，分别为第26条、第168条、第169条、第170条、第222条。《金匮要略》中没有白虎汤，只有白虎汤加减，共2条，为《痉湿暍篇》和《虐病篇》。仔细核对，几乎没有与本病全然相符者。但通过分析原文，我们不难看出白虎汤所治的是里热津伤，而非秦氏所言四大证。在本医案中，王氏以白虎汤加诸多养阴清热之品，正合白虎汤之里热津伤。这不由得让我想起了《辅行诀脏腑用药法要》中的大、小白虎汤，大白虎汤就是《伤寒论》中的白虎汤，小白虎汤与竹叶石膏汤相近。如此可见，无论是大、小白虎汤，还是白虎加人参汤都是清热养阴的。而本病为里热津伤，故以白虎汤除热，加诸多养阴之品滋养肺胃之阴。

综上所述，我们可以看出，对于疔病，我们不仅可以利用常规思维，如八纲辨证、脏腑辨证，以清热解毒养阴之剂治疗，也可以以另类思维，如六经辨证、三焦辨证，虽诊疗思路不同，但均是以清热养阴之法治疗，可谓殊途同归。于此，始信兵道有常变之异，医门亦有常变之分，脏腑八纲，此其常也，三焦六经，此其变也。

疡科虚证：阴疽学说的前奏

　　一男子腰中患此，发而不溃，其气血止能发起，不能培养为脓也，投大补药数剂而溃，又数剂脓出尚清。乃服参芪归术膏斤余，脓少稠，数斤，脓渐稠，肌肉顿生。凡大痈疽，借气血为主，若患而不起，或溃而不腐，或不收敛，及脓少或清，皆气血之虚也，宜大补之。最忌攻伐之剂。亦有脓反多者，乃气血虚而不能禁止也。若溃后发热作渴，脉大而脓愈多，属真气虚而邪气实也，俱不治。常见气血充实之人，患疮皆肿高色赤，易腐溃而脓且稠，又易于收敛。怯弱之人，多不起发，不腐溃，及难于收敛。若不审察而妄投攻剂，虚虚之祸不免矣。及患后当调养，若瘰疬流注之证，尤当补益也。否则更患他证，必难措治，慎之。

——明·薛己《外科发挥·溃疡》

　　虽说中医治病，讲求辨证论治，有是证，用是药，但临床实际情况却并非我们想象的那么简单。例如，若患者脓肿有红肿热痛，但久不破溃，也不能吸收。纵使舌有虚色，脉有虚象，恐怕也很少有人敢自信地给予补益之品。即使用了补益之方，也会酌情加以银花、连翘、生甘草等解毒之品，或是以抗生素辅助治疗。这或许是对辨证论治不够自信的一种表现吧！

　　本案"一男子腰中患此（痈肿），发而不溃，其气血止能发起，不能培养为脓也，投大补药数剂而溃，又数剂脓出尚清。乃服参芪归术膏斤余，脓少稠，数斤，脓渐稠，肌肉顿生。"看似简单，也合乎情理，如此平淡无奇的医案，薛氏又为何如此费心记录下来呢？可见，敢如此处理，放在当时，也算是兵行险招。即便不算险招，也至少说明薛氏是在有意表达自己与众不同的学术观点。

　　对实证之肿疡，自不用多说，正如薛氏所言："常见气血充实之人，患疮皆肿高色赤，易腐溃而脓且稠，又易于收敛。"薛氏虽然时时强调辨识疮疡虚证的重要性，但却从不反对使用苦寒攻伐之药。他说："怯弱之人，多不起发，不腐溃，难于收敛。若不审察而妄投攻剂，虚虚之祸不免矣。"此一句说明肿疡阳证居多，也易治，而虚证才是医家应该注意的。

"凡大痈疽，借气血为主，若患而不起，或溃而不腐，或不收敛，及脓少或清，皆气血之虚也，宜大补之。亦有脓反多者，乃气血虚而不能禁止也。若溃后发热作渴，脉大而脓愈多，属真气虚而邪气实也。"这是薛氏对痈疽的关键性论述，尤其是分辨虚实的重要线索，值得我们细细探究。

这一思维直接促使了阴疽理论的发展，因为在明代，痈疽多不分，直到清代才有了明确的阳痈阴疽之说。从某种程度来看，清代名医王维德所确定的阴疽学说得益于薛氏的疡科虚症理论——注重补益气血、调养脾胃。

"消、托、补"三法之外

一男子患毒作痛。服寒凉药，痛虽止而食愈少，疮亦不溃。以六君子汤而食进，再以托里药者，以温热之剂散之。因风而痛者，除其风；因湿而痛者，导其湿。燥而痛者润之，塞而痛者通之，虚而痛者补之，实而痛者泻之，脓郁而闭者开之，恶肉侵蚀者去之，阴阳不和者调之，经络秘涩者利之。慎勿概用寒凉之药，况血脉喜温而恶寒，若冷气入里，血即凝滞，反为难瘥之证矣。

——明·薛己《外科发挥·肿疡》

薛己非常强调在治疗外科疾病时护卫脾胃，慎用寒凉。这则医案极为简单，说的是一个男子患毒（即皮肤感染），疼痛难忍，服了寒凉药之后，虽然疼痛止住了，但饮食越来越差，疮口也难以破溃。何以如此？过用寒凉之药后，脾胃受损，故而饮食不振；脾胃既伤，气血不足，加之寒凉之剂折损阳气，使血脉凝滞，疮口自然难溃。以六君子补中和胃，再以托里药益气托毒，以温热之剂散之，自然疮溃脓出，疾病不日而愈。

病案虽简单，但薛氏借这个医案表达了自己的观点。

首先，慎用寒凉。这其实也是我们今天常犯的错误，一遇外科感染性疾病就动辄寒凉清热解毒之品，甚至嫌仙方活命饮清热之力不足，更加五味消毒饮、黄连解毒汤等大苦大寒之剂，甚至还怕药力不足，再予以抗生素。可见，四百多年前的告诫仍适用于今天。

其次，外科病证要细察兼证，而不能只知消、托、补三法，将复杂的临床问题简单化。正如薛氏所言："因风而痛者，除其风；因湿而痛者，导其湿。燥而痛者润之，塞而痛者通之，虚而痛者补之，实而痛者泻之，脓郁而闭者开之，恶肉侵蚀者去之，阴阳不和者调之，经络秘涩者利之。"这里总共列出十种治法，初学者尤当细心体会。作为外科医生或是皮肤科医生，我们的目光不能仅仅停留于疮疡，对于兼证和除了疮疡之外的症也不要忽视。这十种治法中，有两个治法值得我们铭记，即"脓郁而闭者开之，恶肉侵蚀者去之"，脓郁者当以利刃开之，引脓外出；对于恶肉坏血，当以刀箭剔之，去除腐肉败血。《外科选要》中也说："脓胀而痛者开之，恶肉侵蚀者去之"，并且唐黉在书中详细记述了切开引流术等外科技术。作为中医皮肤科医生应该牢记几百年前古代外科医生留下的治则，只有这样，即便不做手术，也应心里清楚手术的适应证，否则便会贻误病情。若中医不重视外科技术，只知"消、托、补"三法，或西医只重视外科技术，而缺乏"消、托、补"的诊治思维，这都是不应该的。

最后，我想说一下，为什么薛氏在此处要将痈疽的治法说得这么复杂？在前一节中，薛氏以"气血之虚实"论痈疽，可谓提纲挈领，而此处他完全将痈疽治法铺展开来，并详加论述。两处均为痈疽治法之精髓，一简一繁，相参学习，也可融会贯通。之所以有一简一繁，其实是给处于不同阶段的中医学习者看的。凡是学习，基本要经历三个阶段，即"简——繁——简"。对于初学者，不可太繁，一来容易挫其锐气，影响其学习信心。二来，太繁不利于抓住重点，易使人陷入繁杂之中。当基本知识点掌握之后，再由此展开，知其常，达其变，知其主，明其次。等这些都熟练掌握后，自然会化繁为简，看似轻而易举，却蕴藏万钧之力。有一些跟随名师学习的朋友常会有这样的疑虑，为什么老师的思路和方药都记下来了，但临床效果却不如老师。这是因为老师已进入第三阶段，而学生却还没有经历第二阶段的磨练。表面上，看似习得老师第三阶段的成果，其实往往还停留在第一阶段。以我们学古人为例，就像古人以深厚的理论和丰富的经验，创制名方，疗效显著，我们便可以走捷径，将其名方直接应用于临床，可以快速提高自身临床水平，但这往往会有理解不深入的弊端。名方好比是一颗成熟的苹果，我们直接摘过来吃，香甜可口，但没有经历过苹果从无到有的过程。所以，多数情况下，我们只能享用成熟的果实，却很难通过自己收获更多可口的苹果。因此，凡是有志于学习中医者，即使有名师指导，也应该用磨砖成镜的"笨办法"研读诸家医典，如此才能青出于蓝而胜于蓝。让我们以陆游《仰首座求钝庵诗》中的"约君同作钝工夫"之句共勉。

托法的困境

　　一男子久而不敛，神思困倦，脉虚，余欲投以托里，彼以为迂，乃服散肿溃坚汤，半月余，果发热，饮食愈少。复求治，投益气养荣汤三月，喜其谨守，得以收敛。齐氏云：结核瘰疬初觉，宜内消之；如经久不除，气血渐衰，肌寒肉冷，或脓汁清稀，毒气不出，疮口不合，聚肿不赤，结核无脓，外证不明者，并宜托里；脓未成者，使脓早成；脓已溃者，使新肉早生；血气虚者，托里补之；阴阳不和，托里调之。大抵托里之法，使疮无变坏之证，所以宜用也。

——明·薛己《外科发挥·瘰疬》

　　如果说外科三法之中，消和补二法为对抗治疗的话，托法就是顺势疗法。托法是中医思维中最有别于西医的临床思维之一，然而，这一独特的思维常常成为中西医的争议点。

　　对于任何感染性疾病，似乎只要搞清楚病因，也就是引起感染的微生物的属种，就可以用针对性的抗生素将其杀灭。乍一看，好像问题解决了，但其实，这种处理方法忽视了人体与寄生菌之间关系的复杂性，也忽视了人体自身在疾病的发生发展中的作用。近年来，随着微生物组学的发展，人们对人体与微生物之间形成的稳态有了更多了解，相信随着研究的深入，会有更多不为人知的联系被发现，这将为古老的中医思维被更广泛理解和认可提供有价值的线索。

　　消和补就是比较简单的对抗思维，尤其是消法，更接近西医的抗菌概念，因此，接受度最广，也更深入人心。市面上绝大多数跟炎症有关的中成药都是清热解毒的。随着西医对溃疡机制认识的深入，瘀血和细胞增生的不活跃已成为溃疡难以愈合的主要因素，因此，促使成纤维细胞增生和增加局部血液的含氧量也逐渐成为有效的治疗手段。这一点跟中医的补法有很多契合之处，唯独托法有些令人费解。

　　中医学认为，疖肿等皮肤感染类疾病的自然发展规律就是先红肿，再成脓，继而溃破，最后脓出疮收。因为皮肤在体表，脓熟排出不会引起更多严重的并发症，因此，人们更愿意看到这样一个正常的过程。中医的一切诊疗方法几乎都是围绕这一过程展开的。红肿期要尽快消肿止痛，肿消不了，就必须促其尽快聚脓，成脓了，就要尽快让脓破溃，破溃后要尽快使疮口愈合。但临床实际中，并不是每个患者的病情都按这一规律发展。比如说，一直停留在红肿期，或者红肿的症状反复出现，但不会成脓。中医为了解决这个问题就创造了托法，也就是通过人为的辅助手段，让其顺利地完成这一过程。脓成溃破后，创口愈合就不会再有反复发作的问题了。

由于溃脓后容易遗留瘢痕等困扰，因此，人们总是希望将炎症控制在红肿期，中医的消法和西医抗生素均是主要试图将问题解决在这一时期，但实际上，这个治疗时机很多时候是很难把握的。一方面取决于患者就诊的及时性，另一方面取决于患者的体质。如果贻误时机或是素体虚弱，可能会形成慢性炎症，继而形成肉芽肿及纤维化。

鉴于此，中医的托法是非常有实际价值的。以痤疮为例，它是一种感染性皮肤疾病，若想尽快控制炎症，就需使用大量的抗生素和苦寒性药物，而这些药物的使用时机很重要。我们都知道，痤疮发病不是一次性病程，不同的皮损处在不同的阶段，同时，痤疮的病因并非是简单的痤疮丙酸杆菌（*Propionibacterium acnes*）感染，因此，很多抗生素和消法都不是在最佳时机使用的。这些方法的滥用促使了脓疱不能正常成脓，逐渐形成慢性炎症，最终导致结节的形成。因此，在痤疮的治疗中，托法是必不可少的治法。临床上经常会听到诸如"爆痘疗法"，其实这本身就是托法的应用，但一定要准确把握托法的适应证，要辨明证的虚实，否则会加重病情。这一点是需要临床医生仔细鉴别的。若遇实证，千万不可轻用托法，若为虚证，万勿苦寒相加。如果实在把握不准，可以采用局部与整体分开的方式，外用抗菌药控制皮损，减少成脓，即便无效也不会影响太大，整体施治可根据辨证情况或以清热，或以补托。

外科疼痛治法

一男子溃后作痛而脉涩，以定痛托里散饮之，敷乳香定痛散而止，更以托里散数剂而愈。

——明·薛己《外科发挥·溃疡作痛》

附：定痛托里散　治疮疡血虚疼痛之圣药也。

粟壳（去蒂炒，二钱），当归（酒拌）、白芍药（炒）、川芎（各钱半），乳香、没药、桂（各一钱），作一剂，水二钟，煎八分服。

乳香定痛散　治疮疡疼痛不可忍。

乳香、没药（各二钱），寒水石（煅）、滑石（各四钱），冰片（一分），为细末，搽患处，痛即止。甚妙。此方乳没性温，佐以寒剂制之。故寒热之痛，皆有效也。

溃疡常伴随不同程度的疼痛，即便是虚症的溃疡也会有轻微的自觉疼痛或触痛。溃疡的疼痛问题历来受到人们的重视，古人对溃疡疼痛的分析比较详细，除了明确疼痛的阴阳属性外，还会分清疼痛加重出现在脓肿破溃前还是后。肿疡溃前疼痛比较剧烈，溃后疼痛明显缓解，破溃之后反而与溃前疼痛一般剧烈，二者病机完全不同，治法也有所差异。这些对临证细节的细微考察，正是中医治病的高妙之处。因此，薛己在《外科发挥》里面专列了一章讨论肿疡溃后的疼痛问题。

一般而言，溃后疼痛加重，多为虚证；若溃后疼痛明显缓解，多为实证。本医案说的是一男子，肿疡溃后疼痛，脉象为涩。说的是溃后疼痛较前加重。根据这两个仅有的临床要点，我们就可以大概判断出，此患者一为虚证，二有瘀血在内。

明确了病证，那治疗无非就是补虚化瘀。薛氏的处理方法为：内服定痛托里散，外敷乳香定痛散。

在不看这个方案之前，我们可以设想一下，如果以补虚化瘀为治则，我们会考虑什么样的具体治疗方案？桃红四物汤或许是我们最容易想到的方子，虽从理法来讲没有大的问题，但显然力度不够，尤其是止痛上力度不够。薛氏的这两个方子有什么高明之处呢？

这两个止痛药，一内一外，共同起到了养血活血、化瘀止痛的作用。下面让我们仔细分析一下这两个方子。

正如薛氏自述："（定痛托里散）治疮疡血虚疼痛之圣药也"，此方主要针对血虚血瘀引起的疼痛。从组方角度来看，基础为是四物汤去地黄，加乳香、没药和肉桂。君药为粟壳。粟壳，就是罂粟壳，具有收敛止泻，止咳止痛之功效。根据现代药理研究，罂粟壳含有吗啡、可待因、罂粟碱、蒂巴因、那可汀等生物碱类物质，具有很好的止痛作用。可见，本方是一个非常好的针对血虚血瘀引起的疼痛的方子，但因为其中含有罂粟，易成瘾，宜短期使用，一旦疼痛缓解，便应停药。

通过对这个方子的分析，我们还可以隐约看到一个治疗外科疼痛的经典模式。

即：罂粟壳＋（乳香、没药）＋对因处理＋倾向性引药。

由此，我们或许可以得到启示，针对任何外科疼痛，其处理方法都应包括四个方面的考量，其核心为前三个方面，即：罂粟壳＋（乳香、没药）＋对因处理。如果疼痛是因血虚而起，将对因处理这一模块改为四物汤；若是寒凝引起的，就用温阳散寒的药更换对因处理这一模块；若为风热引起，将对因处理模块改为疏散风热即可，正如仙方活命饮。如果疼痛不甚，也可以去掉罂粟壳。至于第四模块的意义，在于平衡及改变药物的四气五味的倾向，比如，病属虚寒，可佐以温热之剂；若瘀滞的情况比较严重，可佐以破血消癥之剂；若证属烦热，宜清热解烦。这就如同天平的微调一般，有四两拨千斤之妙，可保全方恰到好处。

外用药为乳香定痛散，临床应用更为简单。正如薛氏所言："此方乳没性温，佐以寒剂制之，故寒热之痛，皆有效也"，此方为寒热并用，适用于各种疼痛，有很好的临床适应性。好的外用药无论在内部还是外部都应该具有较强的通用性。从方剂内部而言，直接止痛的药物多性质温燥，有伤阴助邪之虞，因此，佐以寒凉，就可以止痛制热两者兼得。从外部的临床使用方便性而言，药品的临床病症谱（适应证）越广越好，驭繁就简同样是中医思维的一个重要方面。病证谱广既可以便于药物制备，也利于临床使用的便捷性，最终便于临床推广。

本方可以分三部分。第一，乳香、没药，性温，活血止痛；第二，寒水石、滑石，性质都偏凉。中和乳香、没药的燥热；第三，冰片气味芳烈，穿透力强，可以行气，引诸药到达病所。

从这两个方子我们可以明确地体会到治疗溃疡疼痛的临床思路。第一，不论内服与否，外治法相当重要，而薛氏给了我们一个不分寒热的通治法，实用便捷，利于临床推广；第二，在系统用药上，依然是以辨证为主。血虚血瘀，以养血化瘀为主；寒凝血瘀，以温阳散寒化瘀为主。无论哪种疼痛，乳香没药都可以用，可以将其看作一个经典的止痛药对。上述的外科疼痛治疗模式几乎涵盖了外科疼痛治疗的全部问题。

虚证疮疡治法

一男子耳后漫肿作痛，肉色不变，脉微数。以小柴胡汤，加芎、归、桔梗，四剂肿少起，更以托里消毒散数剂，脉滑数，此脓已成矣，宜针之。彼畏而不肯用。因痛极，始针之，出脓碗许，以托里药，两月余而始愈。

凡疮不起者，托而起之；不成脓者，补而成之，使不内攻。脓成，而及时针之，不数日即愈矣。常见患者，皆畏针痛而不肯用，又有恐伤良肉而不肯用。殊不知疮虽发于肉薄之所，若脓成，其肿亦高寸余，疮皮又浓分许，用针深不过二分。若发于背，肿高必有三四寸，入针止于寸许。况患处肉已坏矣，何痛之有，何伤之虑。怯弱之人，及患附骨疽，待脓自通，以致大溃，不能收敛，气血沥尽而亡者为多矣。

——明·薛己《外科发挥·脑疽》

疮疡诸症，无非阴阳两端，阳证多实、多热、多毒，临床以清热解毒为法，这是目前临床上治疗疮疡的主流思维，犹如现代医学的抗菌治疗，也是对抗思维的代表。但对于阴证的研究和应用，显然不及阳证受重视和深入。中医对阴证疮疡（多为复杂性、难治性感染）的处理是有传统的，几千年来，积累了很多经验，形成了独具特色的优势。

众所周知，阴证疮疡的治疗，无非托、补二法，但到底什么时候用补法？什么情况下用托法？甚至在判断是否为阴证上，并不是每个医生都具有极好的鉴别力。如本案用小柴胡汤加当归、川芎、桔梗治疗疮疡，恐怕绝大部分医生对此心存疑虑。

虚证疮疡到底该如何治？总的原则薛氏已经总结了："凡疮不起者，托而起之；不成脓者，补而成之，使不内攻；脓成，而及时针之。"很简单地分为三步，疮疡的成脓进程有问题，先托，不行就补，脓熟后就切开引流。当然，在这里，需要加一句，如果疮溃后，疮口久不愈合，也需要补。其实，概括起来，如果对病情判断准确的话，面对虚证疮疡可以直接用补法。托里消毒散是一个很好的方剂，加减后，进可以清热消毒，退可以托里补虚。在临床使用起来很灵活，效果也非常好，值得推广。

托里消毒散有好几个版本，外科多遵陈实功《外科正宗》所载，组成为：人参、川芎、白芍、黄芪、当归、白术、茯苓、金银花各一钱，白芷、甘草、皂角针、桔梗各五分。王秋平等在《托里消毒散源流探讨》一文中详述了托里消毒散的历史演变和各医家根据不同情况而对药物组成进行的取舍，在此不再赘述。如前所述，本方若应用得当，可进退自如。就个人临床体会，我认为本方的核心就是十全大补汤。无论是最早见于《陈氏小儿病源痘疹方论》中的组成，还是后来被用于外科的各医家修改后的组成，其核心均为补益气血，只是在兼证上稍有偏向。原方因为小儿痘疮所设，故有陈皮、连翘，而薛己将其应用于痈疽，只是在陈皮和连翘的取舍上有不同的偏向，陈实功又增加桔梗、皂刺以消痈排脓。所以，只要以补益气血为主，其他药都可随症加减。正如《证治准绳》中总结的："若高肿焮痛，热毒也，加黄连；漫肿微痛，气虚也，去金银花、连翘，加参、术；肿赤作痛，血凝滞也，加乳香、没药，如不应，暂用仙方活命饮；脓出反痛，气血虚也，去金银花、连翘、白芷，加参、芪、归、地；漫肿不痛，或肉死不溃，脾气虚也，去三味（即金银花、连翘、白芷），加人参、白术；如不应，加姜、桂；更不应，急加附子。"当然，陈文治在《疡科选粹》中总结托里消毒散的加减法多达61种，可在临床中参考使用。本方中虽说以十全大补丸为核心，但无地黄，我认为地黄也可以酌情使用，若遇脓肿溃破，疮口久不收敛，血虚阴亏较重，可大胆用熟地。因为此时邪已去而正不足，大补气血正当其时。加上熟地后，可酌情减去消肿排脓的药，如银花、甘草、白芷、皂刺、桔梗等，如此加减，正是《校注妇人良方》中的托里散。

最后，说一下脓成后脓液引流的问题。脓成后开口引流是外科的常规原则，古人早就这样做了，只是在具体操作中，会选用不同的开口方式。古人有很多开疮的方式，有药物、有刀剪，也有砭针，不像现在我们只有切开引流这一种方法。本医案中用的是针刺法，古人所谓针刺，多为火针，因为当时消毒水平有限，多以火烧法消毒。在治疗较小的脓肿时，我在临床中习惯在脓成时以火针刺之，效果很好。需要说明的是，对于脓肿，一旦脓成，无论采用切开引流还是针刺法，都不应该畏惧和排斥外科方法，以免延误病情。

实证疮疡治法

　　一男子素不慎起居饮食，掀赤肿痛，尺脉洪数。以黄连消毒散二剂，湿热顿退，惟肿硬作痛，以仙方活命饮，二剂肿痛悉退。但疮头不消，投十宣，去桂，加金银花、藁本、白术、茯苓、陈皮，以托里排脓。彼欲全消，自制黄连消毒散二服，反肿硬不作脓，始悟。仍用十宣散加白术、茯苓、陈皮、半夏，肿少退；乃去桂，又四剂而脓成，肿势亦退。继以八珍散加黄芪、五味、麦门冬，月余脓溃而愈。

　　夫苦寒之药，虽治阳证，尤当分表里虚实，次第时宜，岂可始末悉用之？然掀肿赤痛，尺脉数，按之则濡，乃膀胱湿热壅盛也，故用黄连消毒散以解毒除湿。顾肿硬作痛，乃气血凝滞不行而作也，遂用仙方活命饮以散结消毒破血。其疮头不消，盖因热毒熏蒸，气血凝滞而然也，宜用甘温之剂，补益阳气、托里以腐溃之。况此证元属督脉，经阴虚火盛而出，若不审其因，专用寒苦之剂，使胃寒气弱，何以腐化收敛，几何不至于败耶。凡疮之易消散、易腐溃、易收敛，皆气血壮盛故也。

　　——明·薛己《外科发挥·脑疽》

　　对于疮疡实证的治疗，无论是抗生素，还是与之类似的清热解毒中药或苦寒方剂，都被广泛地应用于临床。似乎凡有感染者，早期都会或多或少使用苦寒的中药及抗生素，只有疗效不佳时，才会另寻出路。其中缘由，我们已经在前面《谈火毒致病说》中讨论过。同时，具体治法和方药也比较简单，不再赘述。在这里，我想根据本医案说明一些实证治疗中的注意点。

　　本则医案正是实证、热证治疗的代表。"掀赤肿痛，尺脉洪数"，实热之证无疑，薛氏虽未说明舌脉，但想必也是舌红苔黄，脉势较大。先以黄连消毒散二剂以速折其势，继以仙方活命饮二剂，疏散风热，和血散结。至此，病势已去大半，只需脓成破溃便可，但患者疮头却迟迟不消，无法聚毒成脓。这是因为患者平素起居饮食不慎，以致正气乏力。薛氏以十宣散，去桂，加金银花、藁本、白术、茯苓、陈皮托里排脓。本来只待脓成破溃便可收功，但患者心急，自服黄连解毒汤，才吃了两副药，就疮疡肿硬加重。及时修正，又以十宣散治疗，四剂后肿消，继用八珍汤加减才使脓溃而愈。

这则医案的思路很清晰，资料详细，是很好的学习范本。中间的这一波折，更加印证了之前思路的准确性。名医之所以被称为名医，也是因其不只会治病，更会通过诊疗过程告诉我们治病的原则，这些原则对我们今天的临床仍有不可小觑的指导意义。

首先，阳证也分表里虚实。我们知道治阳证以凉剂，正如《素问·至真要大论篇》中言"热者寒之"，《神农本草经》中云"疗热以寒药"。但即便如此，临床医生也应该知晓另一层意思，就是纵使是阳证，也要分表里虚实。素体虚弱的人得了阳证的病，跟素体健硕的人得了阳证的病，治疗方法也得有所不同。有的热是外来之热，有的热是来自内热，这些都需要谨慎施治。薛氏在医案中，举了一些常见的例子，他说："焮肿赤痛，尺脉数，按之则濡，乃膀胱湿热壅盛也，故用黄连消毒散以解毒除湿。顾肿硬作痛，乃气血凝滞不行而作也，遂用仙方活命饮以散结消毒破血。其疮头不消，盖因热毒熏蒸，气血凝滞而然也，宜用甘温之剂，补益阳气、托里以腐溃之。"

其次，阳证也有次第时宜。对于阳证，除了分清表里虚实，我们还得明白另一个更为关键的问题，那就是用药的时机、次序和疗程。遇到一个阳证患者，在分析完他所患病证的表里虚实和病机后，我们需要考虑寒凉之药该在什么时候开始用？用到什么情况需要调整用药？用寒凉药之后，该如何调整用药？虽然所用药物偏于寒凉，但却也有轻重之分。很多人不察病情，遇热用寒，自始而终，不懂变化，鉴于此，薛氏大呼"岂可始末悉用之"，可见，在当时，不察病情变化，一张方子用到底的情况也是很普遍的。至于为什么要注意次第时序，除了病情变化的需要外，还因为自始而终寒凉容易造成胃寒气弱，不利于疮疡愈合，也有损患者健康。

阴阳相等疮疡治法

　　一监生，年过五旬，素有渴症，身又肥胖之极，生背疽约有尺许，至十二朝后请治。视其疮势微肿，色淡微红，根脚半收半散，此阴阳相等之症也。况肥人内虚，疮势又大，非补托疮必难起，毒必易陷，恐后不及事也。初服便以托里散固其内，候至十五日外，用铍针小小从顶放通三孔，庶使内脓内毒有路而出，势大不可放，走泄元气，恐脓难成，内用参芪内托散倍加人参、黄芪各三钱，服至二十日，大脓将发，日至升许，早以参术膏，午用十全汤加参、芪各四钱，麦冬、五味子各一钱，服至月余，肉腐通溃，脓似泉涌，间用圣愈汤、八仙糕兼之调理，保助脾胃，增进饮食，后恐前药不胜其事，药中加熟附一钱，喜其脾健、脓稠色黄而止，至四十日外，疮势方得微退。时值仲夏，天炎酷热，患者生烦，误饮冷水二碗，至晚疮随下陷，忽变为阴，不痛无脓，身凉脉细，腹痛足冷。彼觉请视，疮形软陷，脉亦细微，此疮因寒变之故也，非辛热不可回阳。急用十二味异功散倍人参、熟附各三钱，不应，此药力不胜其寒也；换用生附、人参各五钱，早晚二服，方得身温脉起，疮高复痛，又二服，脓似前流，大脓出至一月，约有百斤余，竟不减少，外皮红退，亦不腐烂，此肥人外实而内虚，皮故不腐而内溃也。又用红玉膏搽于棉花片上推入患内，膏盖之，其内腐渐脱渐出，又十日后，出大腐一块，约有六两，自然肿消，身便脓少，渐长生肌，百日外方得平复。人参服过五斤外，附子亦用十两余，方得全安。此症设用解毒、伤脾、宣利等药，不用辛热峻补，岂有得生之理？

　　　　　　　　——明·陈实功《外科正宗·杂忌须知第十四·痈疽治验》

　　前面我们已经谈过疮疡虚证和实证的治法，但很多时候临床表现往往并不是典型的虚证或实证，如有表实内虚，有虚实夹杂等，这些会给临床医生的辨证施治带来一定的困扰。在《皮损辨证与整体辨证》一节中，我们讨论过对于某些皮损与整体证不相符的情况的诊治原则。本节可以看作是对此类问题的延续。虽然本医案陈氏言，为"阴阳相等之症"，但从病情来看，还是偏向虚证。

一位五十多岁的男性背部感染，既往有糖尿病，又非常肥胖。痈疽是中医最重要的病名，是痈和疽的合称，都是皮肤感染，痈属阳，疽属阴。陈氏言"生背疽"，就表明，本案患者所患为阴疽。自然属阴证、虚证。其实，在临床很少能见到阴阳相等之症，一般要么偏阳，要么偏阴，要么偏实，要么偏虚。本例所谓阴阳相等之症，只不过是皮损介于阴阳之间，结合患者体质，应该仍可认定为虚证。正如顾士澄在《疡医大全》中说道："夫肥人多湿、多痰、多气虚，形体外实者，外虽多肉，其实内虚，凡体丰气虚之人，疮疡故多痈。痈者，壅也，属阳在表，气虚即表虚，故多浮肿于外，皮薄色赤，宜内托之，使邪毒不内陷，则易溃而易敛。"陈氏之所以诊断为"疽"是因为皮损的特点，其实跟顾士澄所论的病机是一致的。同时，有一点需要说明，一般而言，在皮损辨证和整体辨证不相符时，多见皮损为阳证，而整体为虚，鲜有皮损为虚，而整体为实者。

陈氏以托法治疗阴疽无可厚非。托法是中医治疗化脓性感染最常用的三种方法（消法、托法、补法）之一，但使用适应证必须严格把握，否则容易加重病情，正如王维德言："以托为畏。"陈氏以"肥人内虚，疮势又大，非补托疮必难起，毒必易陷"为根据，先以给予托里散治疗 15 天后，用铍针（古代的外科器械名称）在皮损的顶端放通几个小孔，使部分坏死物及脓液流出，再以参芪内托散，加大人参、黄芪的用量。过了 5 天，坏死物基本都化脓了。每日都可以看到有很多脓液从小孔流出，显然阴证已转为阳证。患者脓成溃后，气血必然有损，加之素体偏虚，所以早以参术膏，午用十全汤加人参、黄芪、麦冬、五味子。治疗 1 个月后，以圣愈汤、八仙糕调养脾胃。

本来这病治疗到这里，应该差不多了，后面只剩慢慢恢复了。但患者护理不周，误食冷水，损伤胃阳，使病情发生变化，阳证又变为阴证，具体表现为不痛无脓，身凉脉细，腹痛足冷，疮形软陷。因此急用十二味异功散倍人参、熟附子，结果效果不佳，改用生附子，并加重生附子和人参的剂量，这才又将阴证逆转为阳证。待脓液的质地和色泽跟之前差不多了，用红玉膏搽于棉花片上推入腔中，后出大腐烂坏死物一块，约有六两，这才逐渐痊愈。

本案中所用方剂较多，有托里散、参芪内托散、参术膏、十全大补汤、圣愈汤、八仙糕、十二味异功散、红玉膏 8 种之多，但无外乎补益二字。古人云："千方易得，一效难求"，因此，我们不必将关注点放在具体用什么方子治疗了什么病，而更应该将注意力放在古人治病的思维、方法及原则上。纵观整个诊疗过程，无非大补气血，促使阴疽早日成脓化腐，一旦脓熟，应尽快切开排脓，脓液排出后，再培补气血促使创口愈合。就医案而言，仍有几个问题值得我们思考。

其一，对于半阴半阳证的痈疽，或是阴疽，必须大胆使用托补之法，附子、人参、党参、黄芪、鹿角胶之类但用无妨，不可落入"消炎灭菌"之窠臼。更不可瞻前顾后，犹豫不决，既予托补，又予寒凉，当然，若半阴半阳，可适当给予银花、甘草之类，因金银花甘寒不伤正，然而需久服才有效，阴证也需谨慎为好。这些方法的使用前提条件就是必须辨证准确。

其二，对于痈疽，切开引流非常重要，不可轻视。本案陈氏以铍针刺破皮损，但只是刺破了一点，理由是怕"走泄元气"，我认为如今大可不必如此担忧。古人因为消毒条件有限，若伤口切过大，容易造成伤口愈合难，继发感染，甚至引起败血症之类的严重后果。因此，一旦成脓，或特殊部位，建议果断切开引流，这样可以缩短病程。

其三，大辛大热之品治疗疮疡，必然是虚寒之极的阴疽。疮疡之证，无外乎阳证、阴证、半阴半阳证。阳证以清热解毒，半阴半阳可视阴阳之多少而定是清是补。但大辛大热之品，虽用之妥当，可收奇效，但仍属于险招，非虚寒之极，不可轻用。

其四，中药使用方法随证多变。"早以参术膏，午用十全汤"，这是本案所述。两个方子功效很相似，但陈氏并没有用同一个方子，分早晚服，而是采用这种方法。可见，在古代，医生用药非常灵活多变，有可能早晚所服药物不一样，也可能一天三顿的药不一样。也可能一种药，一天三次，甚至对于急危重症，一两个小时一次给药。但反观我们今天的中药服法，太过单一。中药的服用方法，要根据患者的病情而定，餐前、餐后、餐中、或具体某一时间，如一日一次、一日两次、一日三次，甚至多频次服药，或顿服、或分次缓服，这些都是可以的。我在治疗一些急性病或是感染性疾病时，经常让患者将三天的药分两天服完，或一日内多次给药，这样可明显缩短病程。

疮疡后期三法

一男子溃而恶寒，用四君子汤加桂，倍用黄芪、大料，四剂而止。脓水尚多，投八珍汤加桂，数剂渐少。惟疮口不合，以附子饼，及十全大补汤，每剂加炮附子五分，数剂乃去附子，又服月余而愈。

——明·薛己《外科发挥·溃疡发热》

脓肿破溃后，有疼痛加重的，也有发热恶寒的，也有口渴厉害的，这些都不是好现象。若出现溃后发热恶寒，西医大多会想到感染扩散，继发败血症之类，而中医有虚而发热之说。正如此案，一男子溃后出现恶寒，薛氏判断为气虚阳虚所致，给予四君子汤合肉桂、黄芪、大料。这同李东垣气虚发热是一个道理，只不过此气虚发热为疮疡之继发病证，所以，在处理气虚发热的时候，还要兼顾疮疡的特点。针对气虚发热的疮疡，我曾在临床中遇过几例，习惯用补中益气汤，加大黄芪用量，尤其在治疗疖病上，疗效显著，一般两剂便能解决发热的问题。

发热问题一般好解决，但溃疡愈合问题却比较棘手，因为一般出现这种情况，说明患者存在气虚的基础状态，自然溃后的伤口是很难愈合的，同时，创面常脓液清稀，且常流不止，抗生素效果差。在本案中，薛氏以八珍汤、十全大补汤加附子处理，效果显著。疮疡溃后除了上述的气虚血弱外，还有与之相似的血虚寒凝之证，王惟德用阳和汤正是此证的治疗典范。综上所述，疮疡后期的病机概括起来就是三点：气虚、血弱、阳虚，对应到治法上便是益气、补血、温阳。

明白了这点，在处理这类问题时，就可以做到有的放矢，不过仍有一些细节需要注意。除了解决病证的核心问题外，温阳益气尤为重要，但必须辨证准确，免得助热助火。而在温阳益气上，黄芪、附子、肉桂三药的恰当使用是关键。黄芪宜用生黄芪，且量需大，一般30g起步，然后根据患者病情和耐受情况逐渐加量。附桂则与黄芪的适用原则相反，在量上不宜大，主要起微火温煦，取熙熙温阳之功，正所谓痛得温而减，瘀得温而散，凝得温而解，虚得温而有所生气。若能体会感悟到这一点，也就掌握了中医思维中"以一羽之轻衡千仞之重"的理念，对临床大有裨益。

外科六法

一男子项疮五六日，就肆看视，头便黄色，根亦平散，予曰：此当急治方可。彼面色不悦而去。又请里中一医视之，乃曰：小恙也。因喜其说，用药又至五日外，其疮势坚硬，根脚开大，毒气已过两肩，流注前项，胸乳皆肿，呕吐恶心，寒热不食，疮势形色俱觉可畏，始信前言。复请予治，其疮形状不可观也，此非药力可及。先用葱艾汤洗净旧药，连煮药筒拔提二处，拔出瘀血碗余，随用银针斜斜插入根脚，透通患底数处，以蟾酥条插入孔内。此最解毒为脓，总以膏盖，走散处，以真君妙贴散敷之。日渐日消，其毒收归后项原处，又兼服内托、降火、化痰之药，三、四日候其大势已退，内脓已通，换服十全大补汤。凡坚而不化者照之，腐而不痛者取之，新血生迟者培之，如此调理将近三月，方得完口平复。此为患者讳疾忌医之过，几乎至于丧命者多矣。

——明·陈实功《外科正宗·脑疽论第十六》

"凡坚而不化者照之，腐而不痛者取之，新血生迟者培之"，这是陈氏总结的疮疡三种治法。此三种治法是有别于常规治法的。众所周知，中医外科的很多治法都是源于内科，并以内科思维为纲要发展而来的，而陈氏提出的照、取、培三法才真正算是外科思维的具体体现。中医外科原有消、托、补三法，加之陈氏三法，便是六法。消、托、补三法为内科之法，照、取、培三法为外科之法。如此一来，中医外科内外六法才算齐备。

尽管中医外科发展历史悠久，但长期以来除了一些外科技术以外，临床思维受"有诸内者，必形诸外"思想的影响，很多外科临床思维和方法几乎都是来源于内科。同时，受时代所限，无菌术和麻醉问题迟迟未能解决，中医外科在很长一段时间内，治疗手段仍以药物为主。因此，在漫长的中医外科发展史中，中医内科思维被应用得非常纯熟。消、托、补三法是大家比较熟悉的，也是在内科思维影响下产生的，之所以能成为中医外科治法的基石，很大部分原因就在于中医外科的内科属性。这一内科属性虽然在外科技术受限的古代发挥了很大的作用，但也在客观上造成了很多不良影响，主要表现为限制了中医外科思维的发展，将中医外科医生的思维束缚在内科体系中。如今，无菌术和麻醉问题已解决，我们应更积极主动地继承和发扬原有的传统外科技术，并加以改进、推广。

鉴于大家都比较熟悉消、托、补三法，在此我们不再讨论。下面，我主要跟大家详细谈谈陈氏"照、取、培"三法。

何谓照法？照者，有照耀之意，从词源上看，照有隐含"火""光"和"温暖"之意。如《荀子·天论》言："日月递炤（注：炤同照）。"也就是说照法原理是用温热之法，治疗因寒而凝且坚硬难以消散的皮损，即《内经》所谓"寒者热之"。陈氏在临床中常用的"神灯照法"正是这一方法的具体体现，此法一方面符合陈氏"坚而不化者照之"的原旨，另一方面与内治三法中的消法的部分精神有相合之处，均属于正治法。陈氏所谓"照"既可能指神灯照法，也可能是一种原则，但我认为更倾向是一个法则，凡皮损坚硬，难以化脓或消散者，当照法温煦之。只是限于当时的技术条件，照法在具体技术的体现上更多地表现为神灯照法，实际上依原理而言，艾灸、火灸等技术亦可归入此法。结合现代医疗技术，我认为照法的技术手段的涵盖面应该更广。其一，外用药物，主要指具有温热散通作用的药物。对于寒凝坚硬的疾病，可以用以上这些药物结合热敷、药灸、塌渍等方法治疗；其二，物理方法，主要指用温针、火针、红光、熨烫、热浴等方法作用于病变部位以起到温通散寒的作用。

何谓取法？取法，泛指一切切除之法。陈氏在此言"腐而不痛者取之"，主要是针对浅表感染而言，但推而广之，可将其理解为对于一切无用之物，或是明显失去功能的组织可直接切除。这里主要是指手术切除。取法，本来在中医外科学中占有极为重要的地位。从上古先祖外伤后的切除烂肉，到华佗开颅取肿瘤，以及孙思邈的截肢术等。这些一方面说明取法在中国古代医学中是长期存在的，在外科疾病的治疗中占有相当的地位；另一方面说明取法是一项较为成熟的技术，尽管面对麻醉效果的不理想和感染的风险，古人还是尽可能用取法巧妙地解决一些药物难以解决的问题，只是由于种种原因在西医进入我国后被逐渐忽视。时至今日，取法在中医界的定位仍存在较大争议。无论是学术界还是普通民众，似乎认为手术之类的技术是西医独有的，一旦中医院发展外科，就很容易被误认为"西化"。其实，依中医传统的外科体系构架而言，中医院不但可以发展外科技术，还有望在外科技术上赶超西医，如果再结合自身原有的优势，弥补古代技术受限所造成的短板，形成真正意义的中医外科治疗学体系指日可待。

何谓培法？培有培养、培育之意。《说文解字》言："培，培敦，土田山川也。"陈氏说"新血生迟者培之"，对于创口生长迟缓者，需施以培法。那培法是什么呢？所谓培法就是对于生长迟缓的病变，用某些可以促进其生长愈合的方法来治疗。培法可以起到由无到有，由少而多，由慢到快的作用，这是一种治疗思维。其一，系统治疗。根据患者的体质状况和疾病情况，在中医内科思维指导下进行系统药物治疗。如益气补血、健脾渗湿、活血化瘀、化腐生肌等。这跟内治三法中的补法有相似的一面；其二，物理治疗。贴敷疗法，如硅胶、生物膜等；其三，中药外用。可以是中草药的粗加工品，如散剂、汤剂，也可以是中药的提纯品。其四，其他培法。植皮、细胞培养等都可视为培法。总而言之，凡能促进组织生长、愈合、修复的外科技术都可称之为培法。

通过上述分析，我们可以比较清晰地看出，消、托、补三法更倾向于对身体整体的治疗，而照、取、培法主要针对皮损，是以局部治疗为核心。所以说，消、托、补三法是内科八法的延伸，而照、取、培才算是真正意义上的外科法则。明代外科除了技术上有了显著提高外，最重要的是，通过对前人理论和经验总结，比较系统地构建起了中医外科独有的学科体系。但遗憾的是，清代以来，至今中医外科似乎都未能在明代构建的学科体系中寻找到准确的定位。

辨李东垣治疮疽内外之论

一男子肿燃五六日，彼欲内消，外敷凉药，内服大黄泄气等剂，随后燃肿虽退，乃生寒热，恶心干呕，肩膊牵强，诊之脉数无力，此内虚毒气入里，凉药之过也。东垣云：疮疽之发，受之有内外之别，治之有寒温之异。受之外者，法当托里以温剂，反用寒药攻利，损伤脾胃，多致内虚，故外毒乘虚入里；受之内者，法当疏利以寒剂，反用温剂托里。初病则是骨髓之毒，误用温剂使毒上彻皮毛，表里通溃，共为一疮，助邪为毒，苦楚百倍，轻则变重，重则死矣。前症既出寒药之过，以托里健中汤，二服呕吐全止；又以十全大补汤加白芷数服，而原疮渐起；又以人参养荣汤间服，腐溃脓稠；两月余，疮口收敛。

——明·陈实功《外科正宗·鬎疽论第二十·鬎疽治验》

外科之病，名实芜杂，法理叠缠，加之方药多毒，常令初学者茫然无措，如堕五里雾中。外科诸疾，病情复杂而凶险多变，稍有疏忽，可成千古遗恨。人命攸关，不容医者有半点疏漏，故而为医者难矣，为外科医者犹难矣！

李东垣不只是一位卓有成就的脾胃病大家，也是外科高手。他说："疮疽之发，受之有内外之别，治之有寒温之异。受之外者，法当托里以温剂，反用寒药攻利，损伤脾胃，多致内虚，故外毒乘虚入里；受之内者，法当疏利以寒剂，反用温剂托里。初病则是骨髓之毒，误用温剂使毒上彻皮毛，表里通溃，共为一疮，助邪为毒，苦楚百倍，轻则变重，重则死矣。"这一论述，可谓提纲挈领地概括了疮疽治要。不过，这一段论述却未见于存世的李东垣著作中，大多为明清两代医家的引述。

李氏此段论述从病因、治则上对疮疽的诊治提出治则，不同于其他外科医家，李氏没有仅从寒热虚实入手论述疮疽，而从病因之内外为切入点，将"受之外"的外因致病与虚证结合，将"受之内"的内因致病与实证结合。提出外因致病多虚、多寒；内因致病多实、多热。故而顺理成章地提出：

"受之外者，法当托里以温剂；受之内者，法当疏利以寒剂。"

这一治则看似简单，但实际上，要想界定"内外"，并非易事。所谓外者，即病因从外而来，病位在外、在表。所谓内者，即病因来自内部，病位在内。这与疮痈初期、中期、晚期，以及病情之阴阳虚实，是不同的概念范畴，但又不是互不相干的。总之，若疮毒自外而来，多阴、多虚；若疮毒发于内，多阳、多实。无论受之内外，均有三期表现。

虽然李东垣疮疽内外之辨尤为精当，对外科疾病的诊疗而言，是一个很好的思路，但临床操作起来却并不像"三期"之说、虚实阴阳之论那样容易把握。但若将三者结合起来，应该可以明显提高我们的临床水平。

外科技术篇

中医应重视外科技术

　　一监生项疮初起，请视，疮头偏于右半，不可轻待，必用艾灸为上；隔蒜灸至十五壮，知痛乃住。后彼视为小恙，失用内药，又四日，其疮复作，颈肿项强，红紫木痛，便秘，脉实有力，以内疏黄连汤加玄明粉二钱通其大便；次用消毒救苦汤二服，肿势仍甚。此内毒外发也。不可再消之，换服托里消毒散，至近二十日，因患者肥甚，外肉多紧，不作腐溃，予欲行针开放，彼家坚执强阻。岂后变症一出，烦闷昏愦，人事不醒，彼方惊悔。随用披针左右二边并项之中各开一窍，内有脓腐处剪割寸许顽肉，放出内积瘀毒脓血不止碗许，内服健脾胃、养气血、托脓补虚之药，其脓似泉流不歇，每朝夕药与食中共参六、七钱，服至腐肉脱尽，新肉已生。又至四十日外，患者方得渐苏，始知人事，问其前由，径不知其故也。此患设若禁用针刀，不加峻补，岂有生乎？因其子在庠，见识道理，从信予言，未百日而愈也。

　　　　　　　　　　　　　　——明·陈实功《外科正宗·脑疽论第十六》

　　一提到外科和手术，大多数人会想到西医。在人们心里，似乎外科和手术是西医特有的学科和技术。的确，西医学最大的成就之一就是外科的长足发展。但是中医在外科治疗中，也不仅仅只使用内服药。

　　陈氏此案讲的是颈疮的诊疗过程。所谓颈疮，就是我们今天所说的颈部痈或蜂窝织炎等感染性疾病。对于这类疾病，每一个外科医生或是皮肤科医生都能轻松应对。但若在使用抗生素无效的情况下，该如何处理？脓成后可以切开引流，但若切开后，创口腐肉不去，新肉不生，或是创口迟迟不能愈合，又该如何？

这些问题，即便是今天，也是摆在外科和皮肤外科医生面前的难题。从临床思维而言，仍有极强的启发性。

治疗方法多样，有内治，如口服中药（内疏黄连汤加玄明粉、消毒救苦汤、托里消毒散，健脾胃、养气血、托脓补虚之药）；也有外治，如艾灸、隔蒜灸、切开引流。先不看其用药思维之精巧，单就内外两法的配合就超出我们今天对此类疾病的治疗模式。

本医案涉及的用药思路暂不细谈，因为这些基本是中医外科的常规思路，而且我在很多关于浅表感染性疾病的论述中提过。在此，我只想就陈氏所言"此患设若禁用针刀，不加峻补，岂有生乎？"说几句。这句话的核心思想有两点，即手术和峻补的使用问题。

其一，对针刀使用的争论。针刀代指一切外科方法，主要是具有创伤性的外科技术，本医案中指脓肿切开。在这里，陈实功旗帜鲜明地提倡应大胆应用有创性外科技术，这句话不只在五百年前是振聋发聩的，就是在今天看来，也是很有意义的。在当时，大部分中医医生对外科技术存在不重视或是畏惧心理。随着麻醉技术和无菌术的完善，当今手术的风险已经大大降低，我们应该像陈实功一样，以积极的态度对待外科手术和技术。

外科技术本就是中医外科的传统组成，《山海经》中就记载了用于切开排脓的手术器械——砭针。《五十二病方》中记载了30余种外科疾病和痔结扎切除术、肛瘘手术、腹股沟斜疝手术等。《晋书》中记载了兔唇修补术，《诸病源候论》中记载了肠吻合术、大网膜结扎切除术、结扎血管止血术等。《世医得效方》中记载了多种手术器具，如夹板、铁钳、凿、剪刀、桑白皮线等。外科手术及操作，在古代医籍中的记载，不胜枚举。上海中医药博物馆藏有一套南北朝时期的手术器械，苏州中医药博物馆藏有一套清代手术器械，还有江阴博物馆也藏有大量中医手术器械，这些都证实了中医外科手术历史悠久。只不过由于传承断层，导致目前发展滞后。因此，当代中医一定要重视外科技术，并大力发展。

其二，对补法使用的争议。在疮疡的治疗中，陈实功是非常推崇补法的。他在《外科正宗》的很多篇章中都论述过补益气血、温补等补法的益处。作为中医外科三法之一，补法有很多种，有补气、补血、补脾、补肾；

有凉补、平补、温补；有峻补和缓补；有早期补、中期补、晚期补等。虽然补法的方剂繁多，但无外乎四君子和四物之化裁，然而在临床使用中却是较难掌握的，应用难度介乎托法和消法之间。使用原则为非虚不用，一般多用于疮疡治疗后期，本医案就是属于此种情况。当然，若患者起病便见气血皆溃，亦可大胆使用。若使用不当，很容易造成疾病加重，因此，临证时需小心谨慎。

手术是中医外科的传统组成

　　一老妇，年近七旬，背疽已过半月，情势全然可畏，彼家俱置不治，怆惶整备后事，召予看童稚疮恙，见问其故，举家大小咸言待毙朝夕，予强借观可否。视之疮形半背皆肿，疮虽不高，亦不内陷，以手按之外实而内腐。老年内虚，脓毒中隔，不得外发故也。虽饮食不餐，且喜根脚两无混杂，脏腑各无败色，乃有生之症也。病家故执不信，又言签龟命卜，俱断必死，治岂生乎？予嗟可惜也！再三、四日不治，内膜穿溃必死，此命陷于无辜矣。次日予心不服，自往讨治，喟然叹曰：予非相强，实见其有生，不忍舍其待死，固欲强之，医后药金分毫不取，直待患者果愈，随其酬补何如？彼众方肯。先用葱艾汤淋洗疮上，外面俱是不腐顽肉，随用披针、利剪正中取去二寸顽肉，放通脓管，以手轻重之间捺净内蓄脓血，交流不住约有三碗。傍视者无不点头失色，待脓血稍尽，仍换前汤洗净，用膏封贴。内用回元大成汤二服以接补真气，后用人参养荣汤倍参、术加香附，早以八味丸、八仙糕相兼调理，欲其脾健食进，腐脱肌生。况此妇谨慎调理，并未更变，不出百日，疮愈身健而安。自后方信予言无谬也。

　　　　　　——明·陈实功《外科正宗·杂忌须知第十四·痈疽治验》

　　感染性疾病，在中国古代外科史中占据着极其重要的位置，历来为医家所重。但凡外科著作，必然将感染性疾病置于显要位置，并着以浓墨重彩。

　　如今我们知道的感染性疾病，若治疗不当，或疏于诊治，就可能引发全身感染，继发败血症、菌血症，甚至危及生命。在中国古代的卫生条件下，感染性疾病的死亡率是很高的，因此，对每一个医生而言，外科之法，不可不慎，不可不精。

　　抗生素的出现彻底改变了感染性疾病治疗的发展史，以往很多死亡率很高的疾病，如败血症、梅毒等均取得了很好的疗效。大量新型抗生素的不断出现，使中医外科越来越忽视感染性疾病的中医治疗，很多有效的治疗方法被弃而不用。我在读大学时，就误以为相对于西医，中医对感染性疾病没有太大优势。于是，读书时，但凡遇到痈疽等症的诊治，大都一掠而过。直到后来临床时间久了，遇到难治性溃疡等病患多了，才慢慢改变了以往的观念。

这则医案讲述了一位七旬老人背部浅表组织感染的治疗过程。从症状描述来看，应该是痈。"疮形半背皆肿，疮虽不高，亦不内陷，以手按之外实而内腐"，全身症状似乎不重，没有发热、畏寒，只是食欲不振。陈氏通过对一系列症状的判断，道出了病机为"老年内虚，脓毒中隔，不得外发故也"。他对本病的发展判断是"（若延误治疗，）内膜穿溃必死"。据此，他制定了外治和内治两套治疗方法。外治方法为：葱艾汤淋洗疮，后用披针、利剪正中取去二寸顽肉，放通脓管，挤出脓血，再用葱艾汤清洗疮腔，用膏封贴。内科方法为：先以回元大成汤二服以接补真气，后用人参养荣汤倍人参、白术，加香附，早以八味丸、八仙糕相兼调理。

陈氏所用的外科方法同今天的切开引流相似，只不过，我们用碘伏、双氧水清洗疮腔，而他用葱艾汤清洗。至于消毒液与葱艾汤孰优孰劣，目前没有对比研究，不敢妄下定论。但我相信，葱艾汤杀菌抑菌作用不如消毒液，但若论治疗思路的多样性和合理性，恐怕消毒液未必优于葱艾汤，消毒液只是杀菌抑菌，而葱艾汤除了清洗创口，杀菌抑菌，同时也有去腐生肌的作用，甚至可能有其他诸如改变疮面微生态、刺激组织再生等作用，在这一方面，有待进一步研究。目前在临床中，我们除了用碘伏等消毒液进行清洗伤口外，康复新液也是很好的选择。康复新液是由美洲大蠊提取物制成，大蠊在中医古书中被称为"蜚蠊"，在中国的药用时间可追溯到《神农本草经》，包括《本草纲目》在内的很多本草著作都记载了蜚蠊可食用。康复新液性质温和，无明显毒副作用，可运用于各种溃疡，这算是中医治法的延续。实际上，如今有很多中医传统治法经过一定的改进后应用于临床。对于葱艾汤的开发或许可以借鉴康复新液的经验。葱艾汤偏于解毒、温通，而蜚蠊偏于生肌。无论葱艾汤还是蜚蠊，毕竟是以固定之方应对万变之病。依据中医辨证论治理念，我们可以根据病情需要，变换外用方剂组成，因人制方，因部位制方，因时制方，因地制方。世无相同之人，奈何以一药治万人之疾？

在《外科六法》一节中，我们已经知道取法是中医外科重要的方法之一，取法涵盖了一切切除的方法，主要针对坏死物，赘生物或是肿瘤。对于脓肿，古人常以披针、利剪切开，当然，也可用其他器械，如陈氏在另一篇医案中说："老年气血外肉不能易腐，视其肉色相变不能腐化者，随用针钩、利剪徐徐剪去其形腐凹寸余长，低尺许，凡见红肉便用膏涂。"《神仙济世良方》中有一段关于治疗多骨疽的手术描述："多骨疽乃生于大腿之中，多生一骨者是，乃湿热而生也，治得法则易，否则变生可畏。苟或失治，即长一骨横插于皮间作痛，必须取出此骨始愈，以铁镊钳出之，外用前生肌散膏药贴之，两个即愈。"由此可知，在明清时期，已经有了一定数量的外科的手术器械，虽不及现代的手术器械精细完备，但相对于当时的临床需求，也是完备的。毕竟，当时的手术主要局限于体表。尽管有类似华佗开颅、肠管吻合等手术的记载，但这些技术并未普及，同时，限于古代麻醉技术和无菌术的落后，即便手术成功，死亡率也很高。因此，长期以来，外科手术多为体表或肢端手术，手术器械也主要是针对这类手术而设。

现代外科在很大程度上是基于麻醉技术和无菌术的成熟而发展起来的。借助现代科技成果，西医外科学发展突飞猛进。以往制约外科发展的麻醉技术和无菌术均已成熟，当下，中医就应该奋起追赶，实现再次突破。

在前文中，我们已经说过，外科手术技术是中医传统的固有组成。但为什么中医外科并没有像西医那样，伴随着麻醉技术和无菌术的发展而发展呢？原因很多，有内因，也有外因，很多学者都做过细致的分析。但有一点很容易被忽略，那就是中医外科科普的缺失。最早西医进入中国主要以治疗眼科疾病为主，包括眼科手术。这就形成了民众的初始印象。晚晴时期，中医从业人数远远大于中医，群众基础也很好，但相较于中医内科而言，从事中医外科的医生数量就少得多，而且大多不太重视外科疾病的治疗。民国时期，在与西医的抗争中，中医疏于对民众的中医外科知识普及，进而使这一印象逐渐固化。此种弊端，延续于今。

除了外科治法，我们再来看看内科治疗。回元大成汤、人参养荣汤、八味丸和八仙糕，这是陈氏所用的方剂，但凡略懂中医的人，一看这些方名，就知道尽是补剂。虽从中医医理而言，内虚之人，予以补剂无可厚非，但真正在临床上，面对如此巨大的痈，切开之后，在不使用抗生素或清解中药的情况下，以补剂施治，恐怕多少让人心里没底的。这是因为我们在治疗感染性疾病，尤其是急性重症感染性疾病方面的经验传承出现了断层。在感染性性疾病的处理中，中医有祛邪与扶正两法，本医案以扶正为旨。患者年纪较大，脓成破溃后，当立即扶正固元，以防变证。

浅谈外科思维

一男子臀瘤五年，形如复瓢，按之隐隐黑色，此黑粉瘤也。以针破之，按出黑砂兼黑粉共约碗许，用三品一条枪插入患内十余日，每次捺出黑膜，其瘤渐消。内服十全大补汤健脾胃，养气血，月余而敛。

一男子腮上生瘤半年，形若复桃，皮色不变，按之微红，此粉瘤也。针破之，捺出脂粉，插前药半月而愈。

——明·陈实功《外科正宗·瘿瘤论第二十三·瘿瘤治验》

有一次，我做完一个表皮囊肿的手术之后，在朋友圈中晒出了手术所用时长、切下来的肿物，以及术后缝合的情况。我引以为傲地认为，我在尽可能保证切除干净的同时，做到了切口最小、最美观，速度最快。但是，唐都医院神经外科的贺世明教授看到后却给我泼了一盆冷水，他说我缺乏外科思维。

正因为他这句话，我开始反思这例手术，继而反思皮肤外科一切术式的思维。想了很久，我百思不得其解，于是向他请教。他说我的立足点是在炫耀医生的手术技术，而不是考虑为患者带来什么？虽然可以给患者带来一些利益，如时间短可以减少痛苦，切口小可以增加术后的美观，但我却忽略了用更好的办法去解决问题。他举例说可在囊肿上做一个很小的孔，将内容物吸出来。贺教授是神经外科的专家，所以他在考虑问题的时候，自然会从显微外科的角度找最有利于患者的方法，但我们皮肤外科也应该时刻思考如何用最小的损伤解决复杂问题。长期以来，虽然有一些类似于贺教授所说的方法，如用注射器或火针在囊中上扎个小孔，把里面内容物挤出来，但由于这些方法无法将囊壁清除干净，容易复发。因此，皮肤外科还是主张用全切法来处理囊肿、毛母质瘤等一系列浅表肿物。

我们知道，目前所有针对表皮囊的方法都有优点，也有弊端，虽然目前还没有很好的解决方案，但相信未来一定会有更好的解决办法。从技术层面讲，在最小的切口下，取出囊肿的内容物是很好解决的，那如何将囊壁弄干净，这是问题的关键。很长时间里，我都找不到答案，直到读到陈实功《外科正宗》中的这两则医案，我才有了一些想法。五百年前的中医外科医生给我提供了思路。

上面这两则医案，讲的是一个患者臀部生了一个"瘤"，陈氏的诊断是黑粉瘤，其实根据病情表现或许是毛母质瘤，当然，也可能是表皮囊肿。另一个是腮部长了一个"瘤"，他诊断为粉瘤，也就是我们今天说的表皮囊肿。他用针将瘤体刺破，把里面的内容物全部挤出来，然后将一种特别的中医外用药——三品一条枪插入囊内，随着每次换药，内壁就逐渐脱出，直至清除干净，即他说的"每次捻出黑膜，其瘤渐消"。

陈实功用外科的方法将囊肿打开，把里面内容物全部取出来，然后再用一些药物让其残留物腐化，再让其自然愈合，或者用系统治疗促使伤口愈合，如第一则医案用了十全大补汤。作为外科医生，我们应时刻牢记采用更有优势的治疗手段给患者带来最大利益，面对重复而繁忙的临床工作时，要选择最有利于患者的方法，而非最成熟的方法。

古人讲求顺应自然，因势利导，遵从人体规律。今天我们讲技术至上、重在干预。如果说西方现代科学的形而上学为求力意志和世界图景，或者说西方科学是求力的科学，希腊的知识就是求真的科学，那么，中国的传统知识就是求诚的科学。何谓求诚？就是凡事都遵循自然规律，顺应自然的做法，即一切疗法的基础都必须是遵循人体的自然规律。中医是尊重自然、尊重生命的医学，这也是需要发扬光大的。

谈中医截肢术

一妇人中年肥胖，生渴三载，右手食指麻痒月余，后节间生一小泡，随后本指渐肿，疼胀不堪，视之原泡处已生黑斑，半指已变紫黑，此亢阳之极，乃成脱疽。诊之脉洪大、数而有力，此与肥人相反，如再黑色上延，坏人迅速。询问此妇先居富室无嗣，每纵膏粱，架烘炉炭，又兼多服种子热药，中年丧夫，家业尽被嗣人侵费，致久怀忧郁，后与寡母同栖，身耽寂寞，此先富后贫，所愿不得，又为失荣症也。辞不可治。彼妇母子再三哀恳，予亦无之奈何，乃遵孙真人治法，在肉则割，在指则切。此外无他，彼愿从之。先用人参养荣汤，随用软绢条尺许缠裹黑色尽处好肉节上，以渐收紧扎之，庶不通行血络，次用利刀放准，依节切下，将手随浸甘草温汤中片时，其血不大多，其疼亦不大甚，患者曰：惟心之惧不知而下，以神力之佑也。予曰：所嫌者切而不痛，此为气血筋骨俱死；此物虽脱，其症未可得愈。每以八味丸料加人参、麦冬大剂煎服，先救肾水，次扶脾胃，间用金液戊土丹以解药毒。后三日，所扎指上渐渐放松，以通血脉，搽贴红、黑二膏生肉止痛，次后手背手掌日渐发肿，势恶之甚，惟不黑色，此内毒已出之故，仍用神灯照法，兼以猪蹄汤淋洗。后又肿上皆出数头，流出脓血，不许其许，两月外方得原肿稍退，脓秽稍减，又以参术膏、人参养荣汤兼服，半年外方妥，此妇虽活，五指失矣。

——明·陈实功《外科正宗·疗疮论第十七·脱疽治验》

中医开展截肢手术的历史远比我们想象得久远，今天我们就一起看看这则明代截肢的医案。

此医案讲的是一中年女性，身材肥胖，消渴（糖尿病）病史 3 年，右手食指麻痒月余，后指节间生一小疱，随后指节逐渐肿胀，疼痛不堪，后原水疱处已生黑斑，半指已变紫黑。从临床描述来看，基本可判断为糖尿病继发肢端坏死。我们今天该如何处理呢？无非是先保守治疗，疗效不佳就只能截肢了。

陈氏也是如此，这跟现代的诊疗思路是一致的。陈氏根据病情，认为药物已经无济于事了，必须采取截肢术，但陈氏的截肢术的做法却不同于今天的截肢术。对于脱疽、失荣等肢端坏死类疾病的治疗，中医很早就提出了切除的理念。《灵枢·痈疽第八十一》中言："发于足趾，名脱痈，其状赤黑，死不治；不赤黑，不死。不衰，急斩之，不则死矣。"孙思邈将其总结为："在肉则割，在指（一说趾）则切"，《医宗金鉴》将其总结为："毒在肉则割，毒在骨则切。"

不管是最早提出切除理念的汉代，还是后来的唐代、明代，麻醉水平和消毒条件都极为有限，那么，古人是如何截肢的呢？

相对于《灵枢》的斩法，陈氏的手术方法更为稳妥。在本医案中他这样描述：用软绢条尺许，缠裹黑色尽处好肉节上，渐渐收紧扎之，阻滞气血通行，次用利刀放准，依指关节切下。术后将手浸于甘草温汤中片刻，其出血不大多，疼痛缓解。三日后，所扎指上渐渐放松，以通血脉，搽贴红、黑二膏生肉止痛。之后，手背手掌日渐发肿，看似病情加重，但组织没有变黑，说明只是内毒已出的原因，仍用神灯照法，兼以猪蹄汤淋洗。后又肿上皆出数头，流出脓血，经过两个多月，肿胀才稍微消退，脓秽也逐渐减少。

其实，陈氏还记载了另一种方法，即在《外科正宗·脱疽论第十八》中的描述，具体如下：

治之得早，乘其未及延散时，用头发十余根缠患指本节尽处，绕扎十余转，渐渐紧之，毋得毒气攻延良肉。随用蟾酥饼，放原起粟米头上，加艾灸至肉枯疮死为度。次日本指尽黑，方用利刀寻至本节缝中，将患指徐顺取下，血流不住，用金刀如圣散止之，余肿以妙贴散敷之。次日倘有黑气未尽，单用蟾酥锭研末掺之膏盖，黑气自退。患上生脓，照常法用玉红膏等药生肉护骨完口，此为吉兆；内服滋肾水、养气血、健脾安神之剂。

陈氏所采用的术式成了经典，后来的很多外科著作基本都是引述陈氏的做法。无论是软绢缠裹，还是头发缠裹，都是通过近端结扎的方法巧妙地解决了麻醉的问题。至于消毒和出血，对中医来说并不是什么难题，无论内服或是外用均可解决。

即便手术很成功，但对于脱疽而言，治愈率仍不高，正如陈氏所说："若内无变症，外无混杂，此十中可保其三、四矣。"因此，除了外科治法，还必须重视内科治疗。陈氏在手术的同时，先后使用人参养荣汤、八味丸料加人参、麦冬大剂煎服，金液戊土丹以解药毒，又以参术膏、人参养荣汤兼服等。总的原则无外乎救肾水、扶脾胃，这对我们今天的诊治仍具有借鉴意义。

谈明代的"加压包扎"

痈疽、对口、大疮内外腐肉已尽，惟结痂脓时，内肉不粘连者，用软绵帛七、八层放患上，以绢扎紧，将患处睡实数次，内外之肉自然粘连一片，如长生成之肉矣。有患口未完处，再搽玉红膏，其肉自平矣。

——明·陈实功《外科正宗·痈疽内肉不合法第一百四十一》

到陕西省中医医院皮肤科工作后，我开始恶补中医皮肤病学知识，发现一些中医的方法效果很好，但在外科方面，我觉得没有太多可以借鉴的。因为难治性溃疡，我才开始翻阅中医外科著作，发现古代的外科学著作里竟有那么多令人惊喜的记载。本节我想跟大家分享的是陈实功《外科正宗》中关于"痈疽内肉不合"的治法。这里所说的"痈疽内肉不合法"，几乎跟我们今天常用的加压包扎法一模一样。但是，这一外科技术却在今天的中医皮肤外科或者中医外科著作中鲜有记述，这是令人震惊的。

古书尚存、文献未灭，我们不应将其置之高阁、熟视无睹。众所周知，中医需要创新，因为创新是一切学科发展的根本，但就当前现状而言，我认为继承的意义大于创新，因为创新不是每个人都可以做到的，继承却是人人都可以做到的。

谈脓肿的切开引流

　　一男子脓熟不溃，予欲针之，补以托里。彼不信，乃服攻毒药，及致恶心少食，始悟而用针。更以六君子汤，加藿香、当归四剂，稍可；再以加味十全大补汤，数剂而敛。凡疮脓熟，不行针刺，脓毒侵蚀，轻者难疗，重者不治。老弱之人，或偏僻之处，及紧要之所，若一有脓，宜急针之，更以托里，庶无变证。

——明·薛己《外科发挥·肿疡》

　　在皮肤外科，脓肿是很常见的疾病，在皮肤外科的治疗中，切开引流也是治疗脓肿的基本方法。但是在临床中，还是会遇到很多脓肿已经成熟了，但是患者因畏惧手术不愿意切开，或者因为医生对切开的时机把握不准确，造成了很多不好的结局。因此，我想就这个问题简单谈一下。

　　对于皮肤感染而言，脓已形成，最起码说明正气不虚，气血充足。脓熟后，一般会出现两种情况。其一，如果气血充足，脓很快会自行溃破；其二，若气血稍有不旺或者在脓形成之前妄用寒凉之品，伤及气血，或脓肿的位置偏深，会造成脓熟不溃。而这个时候就必须借助一些外力助其溃破，外科治法是其一，可用针，毫针、火针、三棱针、刀、剪等刺破或切开脓肿，使其充分流出。药物也是可以选择的，如代刀散。总而言之，这些方法就是为了给脓毒一个出路，进而改变病情的发展态势，使疮疡由肿胀期进入愈合期，而这个转折点就是脓的溃破。若不能及时切开引流，一方面毒邪内攻脏腑，可能引起败血症等全身症状；另一方面，脓腔会不断扩大，影响愈合，破坏更多正常组织，形成更大的瘢痕等。这对于皮损在面部的患者而言更是灾难。

　　脓成后，应及时引流脓液，这个观点在中医外科发展的巅峰时期之明代就已深入人心，无论是陈实功，还是本则医案的作者薛己都已将其视为常规方法。《华佗神方》中有一段描述："若未服败毒之散，已在五日以外，致成脓奔溃。必用金刀，去其口边之腐肉，使内毒之气不藏。刀长凡三寸，宽约三分，两面之锋俱利，勘定患部，横直刀画，成十字形，以末药敷于膏药之上，贴上即能止痛。"非常详细地描述了切开引流的手术方法。

薛己在《外科发挥》里面说道："凡疮脓熟，不行针刺，脓毒侵蚀，轻者难疗，重者不治"，甚至，小的脓肿只要给脓毒一个出路，即使不用任何药，仅靠人体的自愈能力，伤口也能痊愈。但对于略大的皮损来说，还是要结合药物治疗。薛氏在脓肿溃破后，先后用了六君子汤和十全大补丸。这些药物都不是抗菌抑菌药，对西医来讲或许难以理解，但对中医而言，这是常法。一则，脓熟不能自溃，说明患者素体气血不旺；二则，脓成溃破，就当补托敛疮。

无论是六君子汤加当归，还是十全大补丸，俱是气血双补之品，自不用赘述。唯藿香一药，令人费解。在众多本草典籍中，大多数并无藿香与肿疡关系的记述，唯《名医别录》有言："疗风水毒肿，去恶气，疗霍乱、心痛"。但仅仅可疗风水毒肿，就是使用的理由吗？就算能疗风水毒肿，如此轻薄之药，怎能堪当大任？况且，此时脓肿已溃，毒随脓出，毒肿已远不如前，那到底为何？

明代贾所学《药品化义》中的论述或许可以解开我们的疑虑，"藿香，其气芳香，善行胃气，以此调中。"患者素体气血较弱，脓溃后，必然气血更虚，此时应该益气补血，但补益之品全赖脾胃运化，应该少佐芳香醒脾，行气和胃之品可谓精妙至极。这一点正合张山雷《本草正义》中关于藿香的论述，即"藿香，清芬微温，善理中州湿浊痰涎，为醒脾快胃，振动清阳妙品。"

外科证治篇

湿热证脱发治法

一女子，十七八岁，头发尽脱，饮食起居如常，脉微弦而涩，轻重皆同。此厚味生热，痰湿在膈间，复因多食酸梅，以致湿热之痰，随上升之气至于头部，熏蒸发根之血，渐成枯槁，遂一时脱落，宜补血升散之药，用防风通圣散，去芒硝，方中大黄三度酒炒，兼以四物汤（酒制），合作水剂，煎汤频与之，两月余，诊其脉，湿热渐解，乃停药，淡味调养，二年发长如初。

——清·俞震《古今医案按》

古代医案是最值得现代临床医生用心学习的文献。通过研习古代医案，我们可以掌握古人的治法精要。想要深入理解医案的治法思想，就必须对其所列疾病、证治、方药、预后判断及调养有通透的认识。但遗憾的是，古代医案往往论述精练简洁，很多细节常被省略。因此，在学习医案时，我们必须养成根据上下文补充缺失内容的习惯。

本案为作者引述的朱丹溪的医案。

古人对脱发类疾病的分类中，虽有"油风""发蛀脱发""发落""发坠"等诸多概念，但翻阅古人医案，我们仍可看到很多医案没有描述明确的病名。其原因一方面是因为明清以来，重证轻病观念的流行；另一方面是由于古代缺乏统一的学术规范，医案只是医家自己的记录文本，并非用于学术交流。如本医案所论，只说"头发尽脱"，而未明确说明是何种脱发，这就需要根据文意补充相关信息，完善病历资料。

"一女子，十七八岁，头发尽脱，饮食起居如常"，朱氏对患者基本病情表现的描述只此一句，加之后面一句"一时脱落"，我们可以得出这位女子所患之病应该为"斑秃（全秃）"，因为只有斑秃和休止期脱发可能出现头发短时间内大量脱落，休止期脱发多有明显诱因，而本患者"十七八岁""饮食起居如常"，可知休止期脱发可能性不大。

　　既然患者所患为斑秃，一般而言，斑秃多因血虚风燥、气滞血瘀、气血两虚、肝肾不足所致。如《素问·上古天真论篇》："肾气衰，发坠齿槁"；《诸病源候论·毛发病诸候》："人有风邪在头，有偏虚处，则发秃落"；《医林改错》："头发脱落，各医书皆言伤血，不知皮里肉外，血瘀阻塞血路，新血不能养发，故发脱落。"如此论述，于古代医典中，比比皆是。而朱氏言："此厚味生热，痰湿在膈间，复因多食酸梅，以致湿热之痰，随上升之气至于头部，熏蒸发根之血，渐成枯槁，遂一时脱落"，可知，本患者所患之证不在诸贤所论之中。从病机而言，本病患者当有舌红，苔滑腻而黄，脘腹微满，食欲可，或不佳，头皮泛油。加上"脉微弦而涩"，患者的基本信息就差不多完整了。

　　既为湿热所致，当以清热除湿为基本治则。此类方有"萆薢渗湿汤""除湿胃苓汤""三仁汤"等。而朱氏却用防风通圣散，何也？盖因患者素体中焦有湿热蕴结，又多食酸收之物，故而湿热愈结愈紧。人体气机，上升下达，上升之气携湿热达于巅顶，致使头发脱落。可见，湿热之邪已不单单在里，而且困厄于表。表里皆有湿热，一味清里热，燥内湿，不能尽然除邪。《宣明论方》中记载防风通圣散，药用防风、川芎、当归、芍药、大黄、薄荷、麻黄、连翘、芒硝、石膏、黄芩、桔梗、滑石、甘草、荆芥、白术、栀子。全方宣通气血，上下分消，表里交治。本案中，去芒硝，酒炒大黄，皆是以防泻下太过，而助药气升腾，上清表之湿热。

　　按常理，有湿热本当先清湿热，后补益。但朱氏却"兼以四物汤（酒制）"，此举令人费解。众所周知，四物汤乃补血第一方，因为补益之剂，故而较滋腻，用之不慎，恐滋腻留邪，有助热留邪之虞。而朱氏着意加四物以补血，必有深意。细细思量，余慎测之："女子，十七八岁""脉微弦而涩"，可知此女子肝血不足，郁而有瘀，故在深知不宜补益的情况下，仍用补益。那么朱氏用四物，必然熟地、当归量小，而赤芍、川芎量稍大，加之以酒制，滋腻之力大大减弱，以图缓功。

湿热这个关键问题解决了，即使未用补血生发之剂，头发仍尽数长出。同时，值得我们注意的是，对于湿热证的脱发，清淡饮食是防止厚腻之物再生湿热的重要注意事项。

关于湿热致脱发，早为历代医家的认识，朱氏此案，既有湿热，又有血虚。日本医者片仓元周著《霉疠新书》中有这样一则医案："匰董铺，年三十八，性嗜酒，耽饮既多，又好啖生鱼肉。积久渐肥，因酿成齇鼻。期年后，复面上发红斑，渐如顽癣疥癞，遂至眉毛脱落。或以为恶疾，或以为结毒，更医累百，毫末无效。病热转增，于是商治于余。余详视其病态，决非结毒恶疾所为也，乃湿热所致尔，经曰：火郁则发之。乃用升阳散火汤。一月余而方获全瘥。"

此湿热所致眉毛脱落，向我们展示了湿热可以引起斑秃，值得深入研究。

肝肾不足证斑秃治法

薛立斋治一男子，因大怒发热，眉发顿落。盖发属肾而眉属肝，此肝肾素虚，为怒所激，阴火愈盛，销铄精血而然也。用六味丸料加柴胡、山栀、黄柏，数剂渐生，又二十余剂而完。

——清·魏之琇《续名医类案》

这是一则关于眉发脱落的医案。之所以选这则医案，有三个原因：其一，中西医对待眉毛脱落的治则是不同的。西医将眉毛脱落基本归于毛发脱落，治疗上也是和毛发、阴毛、体毛等处理基本相同，而中医对不同部位的毛发脱落是分而论治的，如本则医案所言：发属肾而眉属肝；其二，虽然古代文献关于眉毛脱落的记述很多，但多跟麻风病有关，另外一些则没有指出确切的病和证。治疗上虽方法众多，但大多仅限于验方，缺乏系统性；其三，本医案的作者薛立斋的临床思路值得我们深思。

引起眉毛脱落的原因众多，这里主要说的是非瘢痕性眉毛脱落，除去真菌、细菌等病原体以及外伤等原因造成的脱落。眉毛的美学价值高于其他毛发，因此，眉毛的问题历来受到人们的重视。在漫长的中医发展史中，留下来的文献卷帙浩繁，记录了很多关于眉毛脱落的有价值的第一手临床资料。在这些文献中，对其病因论述各异，治疗方法也不尽相同。由此可知，本病病因复杂，其中定有很多环节不为人知，这些细节需要当代医务工作者深入研究，探其奥妙。

此则医案中，作者只言患者为一男子，没有说明年纪、胖瘦、生活习惯等，但我们通过后文所述，可大概知晓一二。患者素体肝肾亏虚，可知，其绝非精壮之人，肝肾阴虚，多生阴火，故而其身型当为偏瘦，不会是肥胖之人。至于生活习惯，要么终日思虑过多，要么不节房事，要么执着于功名，焚膏继晷。既如此，我们就可以推测他的年纪。若为少年，多是精心苦读，通宵达旦，日久伤及肝肾；若为中老年，则以上三种情况皆有可能。可见，仅凭"肝肾素虚"，我们很难判断他的年纪，但至少他应该是成年人。

大怒之后，眉毛和头发都突然脱落了。我们可大致判断，此男子所患为斑秃。至于体毛、阴毛、腋毛有无脱落，我们不得而知。这位患者除了眉发脱落之外，还有一个体征就是发热，至于发热多少度，如何表现也不得而知。但薛氏在分析病机时说："盖肝肾素虚，为怒所激，阴火愈盛，销铄精血而然也。"据此，我们可以判断，发热大概率为低热，夜间较重，如《证治汇补·阴虚发热》："有劳心好色，内伤真阴，阴血既伤，阳气独盛，发热不止，向晚更甚，或饮食如常，头胀时作，脉洪数无力，视其舌大而色赤者，阴虚也。"综合考虑，肝肾阴虚是根本，阴火上越，灼烧精血，精血不足，致使眉发顿落。

既然病机为阴虚火旺，滋阴清热就是基本治法。薛氏以六味地黄丸平补肝肾，柴胡和解少阳，疏理气机；山栀清中上焦郁火，黄柏专清下焦虚火。薛氏用药看似平常，但蕴含深意。有个问题值得我们思考，方中为何选择栀子，而不用知母以合知柏地黄丸之意？

知柏地黄丸最早见于《医宗金鉴》，而薛氏所处在明朝，自然不知有"知柏地黄丸"一方，这是其一。可能在客观上，薛氏遣方用药时，不会首先想到知母。但更关键应该是后面这一原因。栀子苦寒，善清上中焦之火，如《神农本草经》："主五内邪气，胃中热气，面赤酒疱齇鼻，白癞赤癞疮疡"，加之，栀子入肝经，可清肝经郁火，诚如《本草新编》所言："栀子，味苦，气寒，可升可降，阴中阳也，无毒。入于肝、肺。专泻肝中之火，其余泻火，必借他药引经而后泻之也。"眉属肝，发属肾，栀子清肝，黄柏凉肾，可谓绝佳。而知母味苦质滑，归肺胃肾经，重在清润除热，虽然可以除热，兼以润养阴液，但柴胡、黄柏可取代其解热之职；六味丸可取代其滋润之能，所以，用知母绝非首选。然而，《本草汇言》却说："（栀子）吐血衄血，非阳火暴发者忌之"；《得配本草》更是明确地记载："（栀子）邪在表，虚火上升，二者禁用。"那么，薛氏明明知道此患者为阴虚火旺，又为何以清泻实火之栀子清虚火呢？

诚然，栀子重在清肝、胃、心之实火。心胃之火除，心烦懊恼之症皆去，如张仲景之栀子豉汤；肝经有热，多为实火，如丹栀逍遥散。本案中，患者因肝肾阴虚，肾水不足，肝火不能为肾水相济，才表现出炎上之势，加之患者大怒，激发肝火。肝经本身之火和激发之火合而为病。可见，在本案中，患者虽以阴虚为本，但其热当为实多虚少，用栀子之意，重在清实热。但也有医家认为栀子清虚热，《本草衍义补遗》："屈曲下行降火，又能治块中之火。即亡血、亡精液，脏腑无润养，风生虚热，非此物不可去之。"洁古亦云："（栀子）性寒味苦，气薄味厚，轻清上行，气浮而味降，阳中阴也。其用有四，去心经客热，除烦躁，去上焦虚热，疗风热，是为四也。"这该如何解释？

栀子大苦大寒，临床可用于治疗痈肿疔疮，但凡阳证，疗效都很好。因此，无论从理论还是从临床实践来看，栀子清虚火的说法是不恰当的。

我们来仔细分析下这两位的论断。"亡血、亡精液，脏腑无润养，风生虚热，非此物不可去之"，精血亡失，脏腑不能养，则生风，风从何处来？肝藏血，阴血不足，肝中之血也就丧失殆尽，而肝又为将军之官，气急性刚，同时，肝为木，平时是靠血濡养以治其性。若失去牵制，则生风生火，此火是虚火？谬矣！俱为实火。文中用"虚热"一词，极易引起误解。再看张氏也是同样的问题，可见，栀子清实火，确实如此。

栀子"气浮而味降"，因其气浮，可上达肺，沿肝经上攀，达于头面；而味降，可上达后，以扼肝肺火势，中上焦之实火，未有栀子不能清者。故栀子有"可升可降"之说。

阴虚火旺是眉发脱落的主要病机，阴虚为肾水不足、肝血不足，而其火热皆为实火。因此，在治疗眉发脱落时，要注意清泻实火。下面这个医案同样说明了这一问题，值得深思。

一妇人经水先期，劳役或气恼则寒热瘙痒。服祛风降火等药，不劳怒而自痒发热，更加痰喘气促；服化痰清气之药，形气倦怠，食少胸痞，身发疮疹；服消毒之类，脓水淋漓；服大麻风药，口干作渴，欲水而不敢饮，经水又过期，眉间若动；又服月余，眉毛脱落，经水淋漓。余谓心肝二经，风热相搏，制金不能平木，木克脾土而不能统血，肝火旺而不能藏血也。眉间属甲木而主风，风动血燥而眉毛脱落又若动也。经云：水生木。遂朝用地黄丸以滋肾水生肝血，夕用加味逍遥散以清肝火生肝血，月余诸症渐愈。又佐以四君、芎、归、牡丹皮，月余，经水旬日而止。又两月余，经水五十余日而至，乃夕用五味异功散加当归服两月，经水四十余日而至。因怒恼寒热，经水如崩，眉棱觉动，脉洪数弦，肝脾二经为甚，用柴胡栀子散二剂以平肝火，用五味异功散二剂以补脾气，发热顿退，经水顿止。更以八珍汤倍加参、术及地黄丸，两月余经水如期，眉毛渐生。因饮食停滞，腹胀作痛，另服祛逐之剂，泄泻不止，小腹重坠，饮食甚少。余先用六君子汤送四神丸，数剂泻渐止，饮食稍进，又用补中益气汤倍用升麻数剂，重坠渐愈。后因劳心发热，饮食难化，呕吐涎水，其热自脐上起，觉饥热频作，乃用六君子汤加炮姜治之，热时饮稠米汤稍安，两月余又常服加味归脾、补中益气二汤而痊。

——清·魏之琇《续名医类案》

下面，让我们一起来看一看，为何说薛己是位奇人？

外科大家薛己，为明代著名医学家，字新甫，号立斋，江苏吴县人，世医出身，承继医业，官至太医院使。通内、外、儿、妇科等，尤精外科。著有《内科摘要》《外科发挥》《校注妇人良方》等。

同时，他也是个很有争议的人。他官至太医院院长，一生却只用几个简单的方子，如金匮肾气丸、六味地黄丸、补中益气汤等，因此后世很多医家对此颇有微词，甚至有人认为他只知道补。他留下的医案有三千多，几乎是中医史上最多的，但是这些医案所用的方药都很相近，六味地黄丸、金匮肾气丸等居多，包括本医案也用了六味地黄。那他到底有什么诀窍？他真的像人们说的那样只会用这几个方子？

我们先来看个故事。

锦衣卫杨永兴，形体丰厚，走路时气喘吁吁，感觉筋骨酥软疼痛，口渴喜饮冷水，痰多。有医生给他以疏风剂、牛黄清心丸等，不仅没有疗效，还出现了肢体麻痹的症状。薛己诊后，认为其虚肿无力，仍气虚，应服补中益气丸；痰多为肾气不纳，应服金匮肾气丸。于是，嘱其上午服补中益气丸，申时（下午3：00~5：00）服金匮肾气丸。经服三个月，症状全部消失，而且后来"连生七子，寿逾七旬"。

他以补中益气丸、肾气丸两个简单的方子便将顽疾轻松解决了。虽然人们对其广泛应用诸如补中益气汤等颇有非议，但其疗效显著，足见其临床水平之高。

在阅读了薛己的大量著作后，我认为他治病看似不急不慢，随心所欲，但总能看透病机，药到病除。沈谧《校注妇人良方》的序言中说其"优游容与，俟其自然，不示功，不计程，期在必起。时精绝技，医者不能及"；沈启原在《疠疡机要》的序言中说："（薛己）视病不问大小，必以治本为第一义。无急效，无近期，纾徐从容，不劳而病自愈。"这些人的评价更能印证他医术之高超。

"无急效，无近期，纾徐从容，不劳而病自愈"这是一种怎样的境界？既有儒家的中庸，又有道家的无为而治。他在其麻风专著《疠疡机要》中记述了这样一则医案，更能让人深为感叹。

一儒者遍身作痒，搔破脓水淋漓，眉毛脱落，如疠风症，久服祛风等药，致元气亏损，余用补中益气汤加茯苓而愈。后失调理，日晡热甚，用八珍汤加五味、麦冬，五十余剂而愈。

反观今天，随着学科逐步细化，我们要避免中医基础研究和临床研究的逐渐脱节。临床医生是跟病人最贴近的，也是临床问题的发现者。临床医生要避免因整日忙于临床诊务，而疏于在基础研究方面的钻研。理论基础不扎实，就无法将专科临床与基础理论融会贯通。读书时，药是药，方是方，临证时，病是病，证是证，难免在具体疾病，尤其是复杂疾病的诊疗中，感慨效果不佳。我想薛氏之所以能临证每每堪中病机，药到病除，主要还是源于其深厚的家学和扎实的基础。

薛己家学渊博，父亲薛铠是有名的儿科、外科医生。他自己也勤学苦读，在太医院的专业考试中，成绩优异。

若说薛氏处方的使用范围较小，我觉得这根本就不是问题，古人随证立法处方，本是为了给后人立规矩，开思路，但我们有时却教条地只识其形而不知其神。这或许就是我们记的东西越多，越觉得负担重，临床效果越不如人意的原因。记得读大学的时候，有幸跟随江西名医皮持衡教授（第四届国医大师）学习，皮老善治肾病，临床中最多使用的是六味地黄丸、桂枝汤、四妙勇安汤等方。尤其是六味地黄丸，使用得游刃有余，所化裁出的方子足有十余种。很多时候，在原方基础上，只加减一二味，便可扭转病情，效如桴鼓，令人折服。

　　打个形象点的比方，每一个经典处方，就像一扇门，奥堂内室，就是疾病的根本，不管从哪个门进，都可以到达，只是路径不同，思路有异而已。

血虚肝郁证斑秃治法

姜某某，女，26岁，已婚，1972年11月2日初诊。

主诉：产后3月余，头发开始小片脱落，逐渐有发展，现仍脱落不止，脱发处皮肤光滑，无皮屑，自用生姜及920药水外擦，并曾服用中药滋肾养血之剂10天，效果不显。自觉头皮瘙痒，头晕，心烦，失眠多梦，口干口苦，时发鼻衄，小便短赤，小腹胀疼，舌边尖红，苔薄黄，脉弦数。

辨证：此为血虚受风，风盛血燥，肝经郁热，脉络受损，以致发失滋养。

治法：拟清热凉血，养阴通络，稍佐疏风之法。

方药：粉丹皮15g，赤芍药15g，紫丹参15g，细生地30g，白茅根6g，东白薇24g，紫草24g，条黄芩9g，龙胆草6g，小青皮6g，炒芥穗4.5g，赤茯苓15g。

先服3剂。

如无不良反应再继续服3剂。

二诊（11月9日）

药后未再继续脱发，头晕心烦渐平，鼻衄仅发1次，原方去茯苓、青皮、紫草、茅根减半，加女贞子、旱墨莲各15g，香白芷3g，3~6剂，服法同前。

三诊（11月16日）

前方服后，脱发完全停止，头皮光滑处已有新生之毳毛，色呈淡黄。热烦已平，夜寐得安，饮食亦调，鼻衄未作，唯偶有心悸，腰酸，脉弦细略数。此络通热清。转予滋胃养血为主，为书方丸缓图。

方药：褚实子30g，生熟地各60g，黄精80g，当归45g，首乌60g，菟丝子24g，百合30g，五味子30g，黑芝麻30g，黑桑葚30g，柏子仁30g，紫丹参30g，生侧柏24g，芡实米24g，益智仁15g，茅苍术15g，盐黄柏15g。

上药共研细末，蜜丸9g重，早、中、晚各1付，白水送服。

另用大盐、老白菜帮煎水洗头，日一二次。

上药一料服讫，头发已完全生长，乌黑油亮，一如常时。

——《中国当代妇科八大家·哈荔田》

《内经》云："治病必求于本"，一般认为，本即阴阳。在我看来，本并非仅限阴阳，但凡病之根本，气血、阴阳、脏腑、经络，皆可为本。临证之时，当细心审思，分别明确。本案姜氏，年轻女性，产后脱发。观其临床表现，当为斑秃。中医辨证当以血虚为本，复感风邪，治当养血疏风。患者诊前曾用滋肾养血之剂十日，可谓治法大致不差。患者血虚为本，滋阴补血是为正途。所谓血行风自灭，若以此法，缓缓图之，假以时日，亦能取得良效。

姜氏脱发病情发展较快，加之头皮瘙痒，可知风邪较甚；口干口苦，时发鼻衄，小便短赤，舌边尖红，可知肝郁有热。所以，养血之外，兼以疏风清热，可取速效。哈氏处方，正合此法。服药七日之后，虽脱发如旧，但肝经郁热已清，故紫草、茅根减半以防清热过甚，不利气血生成。青皮苦辛，性温，疏肝解郁，但有破气耗气之弊，中病即止，不可长期使用。另加二至丸，以滋养肝肾。惟白芷一药，令人疑惑，白芷辛温，可祛风燥湿，但绝非阴虚血热者所适宜，虽用量较小，仍当谨慎。愚以为，哈氏用少量白芷，或以其能引药上达头面。临证之际，若患者风邪未解，又鉴于血虚有热，祛风之药当慎之又慎，非用不可，可酌情使用荆芥、防风、薄荷等。

两周之后，风邪已解，郁热已除，惟病之根本"血虚阴亏"尚未弥合，只当养血滋阴便是，稍佐健脾燥湿之品，以合"脾胃乃生化之源"之意。补益之药，以丸缓图，一料之后，毛发尽数长出。

以大盐、老白菜帮外洗。大白菜性平味甘，无毒。有消痰止咳、清肺热之功；大盐，即大青盐，产于山西解池，明代李时珍《本草纲目·金石五·食盐》引苏颂曰："大盐生河东池泽，粗于末盐，即今解盐也。"大盐咸寒，《得配本草》："助水脏，平血热，降邪火，消热痰。"两者润肌表、清血热，与内服之药互相呼应，此法值得我们学习和研究。

情志致斑秃治法

一儒者因饮食劳役及恼怒眉发脱落，余以为劳伤精血，阴火上炎所致，用补中益气加麦冬、五味子，及六味地黄丸加五味子，眉发顿生如故。

——明·薛己《内科摘要》

无论哪种脱发，我们都能看到精神因素的影响。西医学关于精神因素对脱发的影响暂不细述，今天，我们主要看看精神因素引起的脱发，中医是如何认识的？

这是一则薛己治疗脱发的小医案。讲的是一位儒者，相当于今天的知识分子，眉发脱落的故事。薛氏没有详细描述患者的病情，仅四字"眉发脱落"，这连主诉都算不上，我们又如何从中挖掘出其他信息呢？

我们说过，读古医案，首先要大概明白医案所言是什么病？这则医案只说是眉发脱落，那对应到今天的疾病分类，到底是什么病呢？医案中没有说明发病时间，但根据"恼怒"，我们大概可以判断，患者发病应该比较快，至少不会太缓慢。结合现代关于脱发的临床表现，我们大概率可以判断为斑秃。

薛氏虽然没有给出详细病史，也没有舌脉等体征，但却一针见血道出了发病的原因：饮食劳役及恼怒。病机为：劳伤精血，阴火上炎。因此，我们就大概可以判断，患者可能有心烦、多梦、易怒、疲惫、口舌生疮、便秘、舌红、苔厚、脉弦数等。知道了病的根本，只需健脾益气、养血滋阴便可，薛氏以补中益气汤和六味地黄丸。当然，其他的方剂也可以使用。执方不必过于拘泥，执法务必臻于精当。

至此，本则医案的基本分析就到此结束了。但回头想想，其中有些诊疗思维值得我们深思。前文已经说了，精神因素对于毛发疾病的影响非常大，如斑秃、休止期脱发，甚至雄激素性秃发。通过此案，我们可以大概了解中医对于精神因素的影响路径。

肝主疏泄，调节情志，中医认为人的精神情志跟肝密切相关。肝体阴而用阳，肝血不足、肝阴亏虚，就会导致肝阳上亢，易躁易怒，情志反常。此其一也。其二，肝属木，为肾水之子，长期思虑劳役，必然伤及肾水，肾水不足，不足以滋养肝木，即所谓母病及子。《黄帝八十一难经》有言："虚则补其母"，因此，滋补肾水是首要任务。肾水充盈，则肝木柔和，则肝火自灭。所以，本案中脱发虽由恼怒而起，却并未平息肝火，只是以滋养肾阴为治。至于补中益气，只是因患者素体饮食失当，脾胃虚弱而已。说到这，估计很多人仍感觉有些云山雾罩，那么，看看下面这个图或许就清楚了。

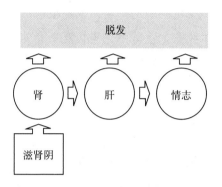

脱发精神因素诊治思路示意图（精神因素的关键在肝，根本在肾）

凡是遇到精神、情志问题，中医不直接干预情志，而是采用以上这种独特的思维方式去解决问题，这是值得我们学习和研究的。

一味茯苓治斑秃

徐某，男性，21岁。患者系发秃症，头顶上如胡桃大圆圈，连结成片，渐成光秃。见者多说此症难愈，心情郁闷，忧郁得很。切其脉濡，舌稍白，无其他痛苦。处方：茯苓500~1000g，为细末，每服6g，白开水冲服，一日2次，要坚持服一个比较长的时期，以发根生出为度。约服两月余，来复诊，发已丛生，基本痊愈。岳美中先生忆及患者其父10余岁时，亦患秃发，当时即曾投以一味茯苓饮，3个月后痊愈。

——《岳美中医案集》

同古代医案一样，岳氏此医案也没有明确是何诊断，只言发秃症。发秃之症，可见于斑秃、梅毒性秃发、狼疮性秃发等。其言"头顶上如胡桃大圆圈，连结成片，渐成光秃"，由此可知，岳氏所述当为斑秃。

一般而言，斑秃多为血虚肾亏或肝气郁结所致，但此案却并非如此。"切其脉濡，舌稍白，无其他痛苦"，看到这句让我想起朱丹溪一则治脱发的医案。《古今医案按》言："一女子，十七八岁，头发尽脱，饮食起居如常，脉微弦而涩，轻重皆同。"一男一女，都是青年，除了脉象不同之外，都为脱发，都是饮食起居无大碍。朱氏以防风通圣散表里双解，清热除湿，数月而愈。而本医案中，"切其脉濡，舌稍白"，可知患者有湿在内，略偏于表，只有湿而无热。何也？脉濡舌白是也。至此，我们先来谈谈这个"濡"。濡本为水名，如《说文解字》言："濡水，出涿郡故安，东入涞。"作形容词，通"软"，如《诗经·郑风·羔裘》："羔裘如濡。"《庄子·天下》："以濡弱谦下为表。"所以，濡脉就是软脉。《脉经》："濡者，如帛衣在水中，轻手相得。"《脉诀汇辨》："濡者，即软之象也。必在浮候见其细软，若中候、沉候，不可得而见也。"濡脉多见于亡血伤阴或湿邪留滞之证。濡脉见于浮候，可知湿不在里，当在表。既然湿邪留滞于表，为何不用汗法？或是和法？从文中言"舌稍白"，可知不仅表有湿，里亦有湿，如此，表里皆为湿邪困阻，清气不得上升，浊气不得下降。到此，我们或许可以大概明白本案所述患者的发病机制了。

治则当选用发汗以解表之湿邪，健脾利湿以解里之湿阻。但岳氏并未如此，何也？我们继续分析本案，虽然此患者表里有湿，但无湿困外表之头重肢沉，郁闷烦躁；也无湿阻中焦之纳差、便溏诸症。可知本患者受湿邪困阻较轻。

岳氏以一味茯苓，健脾利湿，可使中焦湿邪渐除，振作脾阳，清阳上达于顶，以解在表之湿，尤其是巅顶之湿。清初名医张璐言："苓得松之余气而成，甘淡而平，能守五脏真气。其性先升后降。"如此可知，虽一味茯苓，但却能达到清表里之湿。当然至于茯苓的用法，必须服药时间要长些，至于剂量，本案用 6g，一日两次，如湿气较重，可加大剂量。

回过头来，我们再看看本案徐某之病还有其他治法吗？俗语有云："条条大路通罗马"。岳氏善用巧法，此一法四两拨千斤。前面我们已经大概明了病机，如此便可随证加减，比如，可处以健脾除湿之除湿胃苓汤等。若湿较重，可以加重除湿之力；若兼有热，可佐以清热之品，或依朱氏治脱发之防风通圣散加减。如此变化，可知中医治病，看似药方不同，变化多端，但却殊途同归。总而言之，中医治病，必求于本，此本在病机、在证、在阴阳。

血虚证全秃治法

单某，女，23 岁。

初诊日期：1974 年 11 月 20 日。

主诉：头发全部脱落 1 年余。

现病史：于 1973 年 10 月突然发现头发脱落三四片，无明显原因，此后心情着急，接着头发大片脱落，不到 2 个月头发全部脱光，眉毛亦然。称头发未脱之前，头皮有一片白发。

检查：头发、眉毛全部脱落，头皮发亮，可见散在之少数小白毳毛，在原长白发处可见一片 5cm×7cm 大小的白斑。脉弦细，舌质淡，苔薄白。

中医诊断：油风。

西医诊断：全秃。

辨证：气血不和，发失所养，风动发落。

治则：滋养肝血，活血消风。

丸方：生熟地（各）120g，黑芝麻 120g，当归 90g，茜草 60g，紫草 60g，姜黄 60g，白鲜皮 60g。

研末，炼蜜为丸，每丸 9g，日服 2~3 丸。

二诊（1 月 17 日）：服上方 1 料后，头发已完全生长，发根已黑，头发顶端尚白，头皮白斑处亦见部分转黑。嘱仍服前丸药方，加侧柏叶 30g，1 料。

三诊（3 月 3 日）：药后头发长得密而粗，有光泽，头发顶端转黄，前丸方去白鲜皮加何首乌 60g，黄芪 60g，研末蜜丸，1 料。

四诊（6 月 24 日）：头发顶端尚未完全转黑。仍以前丸方加旱莲草 30g、女贞子 30g，蜜丸 1 料继服。

——《朱仁康临床经验集》

此篇相对于古代医案，病历要素较为完整。就诊时间、简要病史、体检、诊断、辨证、治法、方药也一一明确。说到病历的书写，西医学的病历书写要比中医详尽规范。虽然清代医家喻嘉言在《寓意草》中首次倡导病案书写的重要性，并给出了较为系统的范本。但在临床实践中仍存在运用不足，包括他本人也并没有完全落实。《寓意草》一书中收录了大量医案，但在书写上仍没有形成统一的范式，现代中医大多借鉴现代医学的范式。一般而言，现代及当代中医临床家所书写的医案与本案类似。

本案所治为全秃，也就是斑秃的一种特殊类型。同时本案患者应该还合并有白癜风。如文中所言："原长白发处可见一片 5cm × 7cm 大小的白斑"，且"头发未脱之前，头皮有一片白发。"白癜风暂且不论，本文主要讨论全秃。本案患者 23 岁女性，只言"脉弦细，舌质淡，苔薄白。"文中并未详述他症。但依所辨之证为"气血不和，发失所养，风动发落"，可知本患者可能有面色偏黄，无红润之色，月经量少，经期较短等症，如此血虚应该是本病的基础病证。血虚，一则不能濡养毛发，有道是，发为血之余；二则血虚易生风，此内风，加之外邪袭表。所以毛发成片脱落，且速度较快。

据此，朱氏处方以生熟地黄、黑芝麻、当归大补阴血，肝阳得阴液以降火，热势退而风自止；肝阴得活血以益源，源泉涌则发自荣。配以茜草、紫草凉血行血。缪希雍在《本草经疏》中言："茜草，行血凉血之要药也。"朱氏此处用茜草、紫草大有深意。盖血虚之人，若一味补益阴血，必然滋腻留滞，唯有少佐行血之品，才得生血有源，活血有力。诚如蒋溶《萃金裘本草述录》言："茜草，惟宜血滞，缘血证滞者多也。虚劳亦因于瘀血者多，故宜治之。"然而，茜草性寒，凉血止血之力强，而行血之力弱，此处若用酒茜草，最为合适，如《得配本草》言："酒炒行血。"更以姜黄之辛温行气活血，因为毕竟茜草、紫草性凉，且行气活血之力较弱。如此可谓本病血证一事尽矣。

至此，我想起了中医治疗血证的一则名方，唐代蔺道人《仙授理伤续断秘方》中记载：

凡伤重肠内有瘀血者用此。
白芍药　川当归　熟地黄　川芎
上等分，每服三钱。水一盏半，煎至七分，空心热服。

说到这里，大家肯定明白了这个名方就是号称"中医十大名方""妇科第一方""血证立法""妇女之圣药"的四物汤。蔺氏在书中还说："凡跌损，肠肚中污血，且服散血药，如四物汤之类。"

众所周知，四物汤是补血的经典方。方中地黄、当归滋补阴血，却加了个川芎，就是因为川芎气味雄厚，能辛温行气，活血散瘀。所以，蔺氏将此方用于血亏有瘀之证。这也说明在补血药中加行气活血之品的重要性。

而到了宋《太平惠民和剂局方》（以下简称《局方》）所载之四物汤，组成为：当归（去芦，酒浸，炒）、川芎、白芍药、熟干地黄（酒洒，蒸）各等分。较《仙授理伤续断秘方》中之药味没变，但却将当归和地黄酒制了。如此可见，补血当行血，此中玄机，非深思不可得也。

既然前已言，对于本案患者之血证问题，已然解决，但血虚成风，故而祛风熄风不可不为。朱氏以白鲜皮入血熄风。《本草述》："白鲜根皮，始尝之，味微咸，后味辛，后即纯苦，苦中复有微辛，〈本草〉言其气寒。夫咸入血，苦寒之性，有辛而合之以入血，宜能清散血中之滞热矣。肝为风木，不独血虚能生风，即血滞者亦然，血滞也，不独寒能涩之，即热而气伤者亦能涩之。"同时，朱氏用白鲜皮或因《药性论》中言："治一切热毒风，恶风、风疮、疥癣赤烂，眉发脱脆，皮肌急。"当然若患者湿寒在下，就不宜使用。因为白鲜皮毕竟苦寒。据我临床经验，若有湿寒，可酌选防风、羌活、白芷；若阴虚有热，可选秦艽、白鲜皮。

服用一料后，基本上血虚有风之候能得到明显缓解。更以侧柏叶凉血祛风，《本草衍义补遗》："柏叶，补阴之要药，其性多燥，久得之，大益脾土，以滋其肺。"而前未用侧柏叶是由于侧柏叶性寒而燥，恐有虚虚之虞。如《本经逢原》所言："柏叶，性寒而燥，大能伐胃，虽有止衄之功，而无阳生之力，故亡血虚家不宜擅服。"

后来，病情基本得以回转，白鲜皮毕竟苦寒，风邪已去，当弃之。更以首乌补血、黄芪补气，二至丸滋补肾阴。此时，患者诸证已平，无需过多顾虑，直可大刀阔斧更充实气血阴液，以防后患。

读罢此案，深为朱氏用药之"处处有来处"所折服，然有一疑惑，在此不揣浅陋，冒昧提出，若有不妥，还望方家谅解。本患者以血虚阴亏为本，只当滋阴补血，此乃正法。先不论补益之滋腻有碍脾胃之运化，患者连服丸药半年有余，必然对脾胃有损，但朱氏在此医案中，却始终未见顾脾养胃之虑，着实令人费解。患者本身气虚血弱，生化无源，依愚见，当于益气补血之中，佐以健脾之品，如此则外有援军而内有源泉。依此，方可周全。

脾肾亏虚证全秃治法

陈邃玄令郎，年十六岁，发尽脱落，无一茎存者。脉数而大。余曰：肾之合骨也，其荣发也。多食甘则骨痛而发落，此《内经》之言也。揣其股髀间骨，果觉大痛。用还少丹加生地、当归作丸，日服一两。兼进清胃汤，半载之间，发尽出矣。

——明·李延昰《脉诀汇辨》

临床中，我们常常见到家长带孩子来就诊，他们满腹疑惑，总是问，孩子到底是怎么病了，是缺什么营养吗？需要如何补？其实，人之为病，往往并非因缺乏什么所致。饮食不节，湿热内生，偏食偏嗜，脏腑失机，贪凉喜腻，脾胃受损，最终影响脏腑功能，引发疾病。由此可见，对于现代人而言，不足者少，过者尤多。当然，此处之不足和过，并非指人体虚实，而是摄入外物。摄入不足，可以出现虚证，贪嗜偏食，也可以出现虚证。正如《素问·五脏生成篇》云："多食咸，则脉凝泣而变色；多食苦，则皮槁而毛拔；多食辛，则筋急而爪枯；多食酸，则肉胝䐼而唇揭；多食甘，则骨痛而发落"，此五味所伤之戒也。

李延昰乃李中梓之侄，此案为李中梓医案。李氏此案正是五味伤人的典型医案。十六岁少年，突发头发尽数脱落，根据临床表现，当为斑秃之全秃。李氏经过综合判断，以《内经》中"多食甘则骨痛而发落"论之，可谓一语中的，也就是肾虚引起的脱发。对于成人，肾虚多因过劳所致，而对于未成年人，肾虚多因饮食、作息异常而起。陈邃玄令郎，因偏嗜甘味，致使脾胃生热，土热乘水，出现肾虚。脉数而大，便是明证。可见，陈氏令郎之全秃，病机为脾肾不足，兼有脾胃有热。当滋补脾肾，兼清胃火。

李氏用还少丹滋补脾肾，以清胃汤疏解胃热。但有个问题，医案中并未列出方药具体组成，但查阅文献，有很多"还少丹"，组成并不相同，有的药味差别极大，这就给我们临床应用带来困扰。

古人写医案大多不写具体药味，只列主方，甚至只写治则，不言方药。

而古代文献中，同名异方的现象非常多，这就给临床医生造成了困扰。即便明白了古人的思路，却在实际应用中，不知如何应用，因为最核心的方药不清楚。这里，笔者以为有两个方法可以确认古人医案的方药。

其一，在这一医家所著书中找。首先在医案出处的书中找，若找不到，可以在医家的其他书中找。一般来说，每位医家都有一定的用药习惯，每一个方名对应着相对固定的组方，如果组方明显不同，医家也会特殊标注。同时，所用方药跟这位医家知识来源密切相关。由于古代获取医书的途径并不像今天这么多，所以很多人学医仅靠几本关键医书，因此，他的临床用药基本也不会超出这几本医书的范围。也就是说，他常用的某个固定方剂，基本来源于所读之书，所以，所用处方也相对比较固定。

其二，在与其有师承关系或同时代书中找。上面已经提到，每位医家的知识来源是相对固定的。所以，若能清楚其师承脉络，可以在其师承关系圈内的医家著作中找。如果仍没有找到确切的证据，那只能在同时代的医家著作中找，当然，最好在地域相近的医家著作中找，这样更确切一些。总之，中医历史悠久，文献浩如烟海，而且医家生活地域不同，写作水平参差不齐，这些都造成了很多知识的错误、遗失。这也是我们今天阅读古书的难点之一。在梳理学习中，一方面要有相当的阅读量，另一方面，也要灵活思考，可以根据医家的论述，在众多同名异方的方剂中选择恰当的方药。

根据上述方法，我们在李中梓所著之《颐生微论》中找到了答案，结合此医案的文义，应该比较确切。

还少丹，治脾肾虚寒，饮食少思，发热盗汗，遗精白浊，真气亏损，肌体瘦弱等症。

肉苁蓉、远志、茴香、巴戟天、山茱萸、干山药、枸杞、熟地黄、石菖蒲、牛膝、杜仲、楮实、五味子、白茯苓。

上等分。各另为末，和匀，用枣肉百枚，并炼蜜丸桐子大。每服五七十丸，空心温酒或盐汤下，日三服。

脾为后天根本，肾为先天根本，二本固则老可还少，二本伤则少有老态。苁蓉、地黄、枸杞，味之厚者也。精不足者，补之以味也。茴香、巴戟、杜仲，性之温者也。阳不足者，益之以温也。远志、菖蒲，辛以润之也。山茱萸、五味子，酸入东方，是肾肝同治也。牛膝、杜仲，直达少阴。山药、茯苓，兼通脾土。此本肾药，肾足则少火熏蒸脾胃，赖母以健运矣。久服则筋骨强，机关利，精力充，颜色变，命曰还少，不亦可乎?

由此我们可以看出，还少丹是在六味地黄丸的基础上，加了较多的温阳之药，直接变滋补为温阳。《医方论》言："此方以温补脾肾为主，参以润肺金而通山泽，用意极佳。"

另外，《冯氏锦囊秘录》对此方的论述也较为中肯，值得一读：

此手足少阴太阴药也。两肾中间有命火，乃先天之真阳，人之日用云为皆此火也。此火衰微，则无以熏蒸脾胃，饮食减少，而精气日衰矣。苁蓉、巴戟能入肾经血分，茴香能入肾经气分，同补命门之不足，火旺则土强而脾能健运矣。熟地、枸杞补水之药，水足则有以济火，而不亢不害矣。杜仲、牛膝补腰膝以助肾，茯苓、山药渗湿热以助脾，山茱、五味生肺液而固精，远志菖蒲通心气以交肾，大枣补气益血润肺强脾，楮实助阳补虚，充肌壮骨，此水火平调，脾肾交补之剂也。

同样，清胃汤也有同名异方的现象。但查阅李中梓著作，我们发现清胃汤就是李东垣之清胃散。故而在此不再赘述。

至此，本医案的理法方药基本已经很清楚了，但有三点值得我们思考。

其一，全秃的中药治疗周期较长。斑秃是目前较为难治的疾病，尤其是全秃和普秃，治疗非常困难，虽然有很多药物，包括中药、西药，可以使其头发再生，但容易复发的问题仍然是难点，这严重影响着患者的身心健康。李氏通过这则医案告诉我们，对于这种比较严重的全秃，即便治疗得当，纯中医治疗也需要半年时间。大家请注意，这里的半年是"无一茎存"到"发尽出"。我们今天治疗斑秃，虽然可以利用激素等药，使部分毛发长出也需一个月左右，但要做到头发全部长出，恢复如初，一般也需要两个月，甚至半年左右。

其二，治疗斑秃要注意健脾温阳。在临床中，证属肝肾不足者非常多，但滋补剂多阴柔凝滞，容易碍脾损阳，因此，在处方中，要同时兼顾脾阳。

还少丹既有大量滋补肾阴之品，也有不少健脾和温阳之药，如此才能保证此药可以长期服用。全方补而不滞，阴阳俱生。

其三，斑秃以脾肾论治，但有寒热之别。本例患者因多食甘而致脾肾不足，兼有胃热，故而在还少丹的基础上，以清胃汤清泻胃热。若患者是虚寒为主，可酌加附子、肉桂；若有湿邪内蕴，可配以理中汤、平胃散。

肝肾不足证白发治法

学友之弟年方弱冠，体尚丰硕，每日研习学业，静心苦读，自恃强悍，常通宵达旦，晷无寸闲。近半年来，其白发日渐增多。情绪索然，诸遍求医，杂服汤丸，白发未减，反增失眠多梦，心烦易怒诸疾。自购七宝美髯丹、首乌延寿片、金匮肾气丸等药。服后未见寸功，白发反增多，彻夜难眠，自此神思大伤，忧虑寡欢，强以自宽，聊遣愁绪。及其来诊，其头发已花白大半，余视前医之方，皆补血益肾，壮阳固精之品。

观其舌，质绛苔黄，诊其脉，弦数有力。

治法：凉血清热，祛风益肾。

方药：丹皮60g，生地120g，侧柏叶60g，女贞子60g，黑芝麻90g，旱莲草60g，桑叶30g，蚕沙30g。

共研细末，炼蜜为丸，每丸重10g，每日早晚各服一丸。

除服药丸外，嘱其戒除烟酒，力避烦恼，襟怀舒畅，服完一料后，患者发白已减少近半。遂信心倍增，愿继服药。余据其舌脉及兼证，于前方加入桑椹60g，首乌90g。共服四月余，前后两易其方，已乌发如初。失眠多梦，亦已痊愈。

——《燕山医话》

白发主要见于两种人群，其一，老年白发；其二，青壮年白发。前者多因年老肾衰血弱所致，一般认为是人的生理性衰老的结果，正所谓："青丝成白头。"而后者由于是青壮年出现的衰老征象，因此多被视为一种病理性表现。

白发，尤其是青壮年白发，俗称"少白头"，虽然历代医家对此都有一定的论述，但治疗起来仍是较为困难。目前多数医家认为本病多为气血亏虚、肝郁血热、肝肾不足等原因造成。老年人白发多责之气血亏虚、肝肾不足，而青壮年之白发多当属肝郁血热。因人之年少，血气方刚，精力充沛，一般而言，很难出现明显的气血阴阳的亏虚。青壮年或思虑过多，郁而生热，或过于专心学业，焚膏继晷，或玩耍放纵，耗散阴液，或情志拂郁，久而化火等，便可引起肝阴不足，热邪伏血。所以滋阴清热当为基本治法。

此为李博鑑医案，李氏医案中，"学友之弟年方弱冠，体尚丰硕，每日研习学业，静心苦读，自恃强悍，常通宵达旦，暑无寸闲"。正合上述论点，年少之人，本当气血冲和，精气充裕，然"每日研习学业，静心苦读，自恃强悍，常通宵达旦，暑无寸闲"，故而阴液损耗，阴不制阳，久而成火，火炽阴血，难以荣养毛发。道听途说，以为虚证，杂服汤丸，服七宝美髯丹、首乌延寿片、金匮肾气丸等药，非但不能济阴清热，反而妄助虚火，更使阴血亏损，自然"服后未见寸功，白发反增多，彻夜难眠。"因屡试屡败，病情加重，信心受到打击，故"自此神思大伤，忧虑寡欢，强以自宽，聊遣愁绪。"思虑重重、情志拂郁更是加重了肝阴不足，热邪伏血等情况，致使"其头发已花白大半"。最后，"（舌）质绛苔黄，（脉）弦数有力"更是验证了前述病机。

既然知其病因病机，洞明其来龙去脉，治病便如探囊取物，手到擒来。治以凉血清热，兼以滋补肾阴。方用生地为君，丹皮、侧柏叶为臣，二至丸、黑芝麻、桑叶、僵蚕为佐。生地清热滋阴，丹皮、侧柏叶清热凉血，助生地清凉之功，二至、黑芝麻滋阴补肾而无滋腻助热之弊。桑叶、僵蚕清热祛风。后又加重补益肝肾之药，以首乌、桑椹养血滋阴，收效甚大。

看似本案已清晰明了，似无可解之处，然尚有一疑点，值得吾辈深思。既然病机为肝阴不足，热邪伏血，当滋阴清热便可，缘何用祛风之剂？或许李氏自有其深意。我不揣浅陋，以为其中道理有三：

其一，头为人体巅顶，属阳位，易受风袭，加之本病进展较快，可能挟有风邪，故而当祛风。

其二，肝木易生风，阴液不足，加之有火，易生风动血，肝气容易将肝郁之火上达于顶，造成发落发白。如《医宗金鉴》中疏风清肝汤之荆芥、防风之理耳。

其三，祛风药多走窜通达，有行气通滞之功，本病肝气郁结，气机不畅，一则气血不和，二则热无路可走，故而少佐祛风之品，桑叶、僵蚕俱为清凉疏风之剂，可解肝郁，可化伏热。此种玄机与仙方活命饮中的陈皮、白芷、防风有异曲同工之妙。

阴虚火旺证舌疳治法

沈某，肾阴不足，心火肝阳上亢，发为舌疳，舌根破碎成窟，不时内热。夫舌为心苗，肾脉贯膈，循喉咙，挟舌本。肾阴不升，心火不降，未济之象也，当以滋水制阳。石斛，麦冬，生地，丹皮，元参，女贞子，大贝，甘草。

——清·高秉钧《谦益斋外科医案》

舌疳，即舌溃疡，也就是口腔溃疡。高氏此案对于患者临床症状的描述只有一句，即"舌根破碎成窟，不时内热"。其余症候，一概没有说明。"舌根破碎成窟"，我们可知其舌根有多处溃疡。但"不时内热"，却比较模糊，难以确定其到底是何种表现。依前后对于病机的描述，我们可以推测，沈某口腔溃疡病史较长，溃疡反反复复，愈合速度较慢，常会有五心烦热、多梦等症。

这是一个典型的肾阴不足，水火不济，心火上亢之证，法当滋阴降火。高氏以石斛、麦冬、生地黄、玄参、女贞子培养阴液，阴液足则火自灭；丹皮清热凉血；甘草调和诸药，兼以甘寒解毒；独大贝一药，寓意深远。大贝即浙贝母，性寒味苦，《本草正义》："象贝母蓄寒泄降，而能散结，居人以象贝通治阳证痈疡，消肿退热，殊有捷效，亦本于此。"《本草正》："善开郁结，止疼痛，消胀满，清肝火，明耳目，除时气烦热；解热毒，杀诸虫及疗喉痹，瘰疬，乳痈发背，一切痈疡肿毒，湿热恶疮，痔漏，金疮出血，火疮疼痛。"同时，浙贝研末外用可治疗喉疾，疮疡肿毒，止疼痛。由此可知浙贝一药，在此处绝非清热化痰，对于疮疡肿毒之阳证，皆可使用，尤其是其位在上者，最为合适。

读罢此案，我们深知口腔溃疡有阴虚火旺之证，当以滋阴降火为法。高氏自拟方药，切中病机，用药精当，看似信手拈来，实则说明高氏医术高超，功力深厚。当然，我们从中当领悟其法，而不必拘泥于具体方药。但凡临证处方，不可生搬硬套。对于此病此证，只要方证相符，均可谓之良医良方。若处以知柏地黄丸、滋阴降火汤（《寿世保元》）之类，皆为适宜。

热药疗口疮法

一男子口舌生疮，饮食不甘，劳而愈甚，以理中汤，治之顿愈。

一男子口舌生疮，脉浮而缓，饮补中益气汤加炮姜，更以桂末，含之即愈。

一男子患之，劳而愈甚，以前药加附子三片，二剂即愈。丹溪云：口疮服凉药不愈者，此中焦气不足，虚火泛上，无制，用理中汤，甚则加附子。

——明·薛己《外科发挥·咽喉》

《内经》云："诸痛痒疮，皆属于心"。而且从溃疡的临床表现来看，似乎溃疡均表现为火热之象，因此，大多数医家对外科溃疡多以凉药治之。若从心而论，必然清热解毒，止痛敛疮。这一点在口腔溃疡的证治中表现得尤为突出。

其实在口腔溃疡的发病机制中，火是核心病机不假，但有实火和虚火之分，而虚火之中又有阴虚火旺和中焦气不足两种。实火证居多，尤其是素体强健者偶发性的、急性的口腔溃疡多属此种。治疗以清心火，解疮毒。常用方剂有黄连上清丸、清胃散、黄连解毒汤等。而虚火之中的阴虚火旺多见于素体阴亏，伤神费脑之人，此种口腔溃疡多反复发作，时轻时重。治疗以滋阴降火，常用方剂为玄麦甘桔汤、知柏地黄丸等。最后，虚火中的中焦气不足，却是最容易忽视的。

大学期间，我曾跟随江西名医姚椿龄学习，当时有一女性患者因口腔溃疡前来求医，姚老看了一下溃疡及舌苔，寻问都吃过哪些药后，便笑着断定，此必是中焦不足。我号脉后果然右关虚弱。姚老处以理中汤加减。果然七剂之后，口疮痊愈。当时还不是很明白其中深意，如今细思，方知其中道理。该女子因患口腔溃疡日久，必然服用过多寒凉之药，问其所服何药，只是为了确定所猜测的是否对。既然猜对了，那十有八九可能是中焦气不足所致，所以，姚老不用号脉就可如此肯定当用理中汤。

其实，这并非姚老首次如此认识。朱丹溪早就说过，口疮服凉药不愈者，此中焦气不足，虚火泛上，无制，用理中汤，甚则加附子。薛氏深谙其理，以温中之热药，如理中汤或补中益气汤加肉桂、附子、炮姜治疗中焦气不足，虚火上浮的口腔溃疡，疗效显著。此一点，值得深思。

学习中医，贵在勤与悟，这并非虚词。因为中医的很多道理和精髓都散在各家医理、病案之中，一方面需要我们在浩瀚的书海中，勤求古训，发现精华；在临床中不断摸索，发现问题。另一方面需要我们能举一反三，触类旁通，不然，纵使再勤奋也不能读遍医书。

肝肺阴虚证皮肤瘙痒的系统治法

一男子两目俱赤，遍身痒痛，搔起白皮，此肝肺阴虚。误服驱风燥剂，鼻赤面紫，身发疙瘩，搔出血水。用升麻汤下泻青丸数服，又用加味逍遥散数剂，身鼻渐白，疙瘩渐消。又用四物汤加参、芪、柴胡、山栀，并换肌散，各百余服，喜其年少谨疾，痊愈。

——明·江瓘《名医类案》

皮肤瘙痒实乃皮肤科顽疾，虽不致命，但对患者生活质量却有不可忽视的影响。皮肤瘙痒虽原因众多，但不外乎外内二因，外则有邪风侵袭，内则是阴虚表弱。归根结底，内因当为主因，所谓"邪之所凑，其气必虚"是也。

此案男子临床表现为"两目俱赤，遍身痒痛，搔起白皮"。作者一针见血，病机当为"肝肺阴虚"。本当滋养肝肺阴液，平息表里风热，怎奈误用祛风之剂，殊不知凡风药伤阴，因此，服用祛风燥剂后，病情更重，出现"鼻赤面紫，身发疙瘩，搔出血水"。由此观之，《内经》虚虚实实之戒，不可不知。反观现代有些中医学者，凡遇皮肤瘙痒，多以大剂、多味风药应用于临床，不想愈用愈痒，愈痒愈加重风药。其中得失，值得我们深思。

此案医者以升麻汤下泻青丸，汤丸并用，药力增倍，名为升麻汤的方剂有多个，主要有《圣济总录》《疮疡经验全书》《千金方》等版本。根据本案病机，大抵推测此方当为《疮疡经验全书》方。

为便于理解，录其方剂组成如下：升麻、桔梗、薏仁、地榆、黄芩、赤芍、丹皮、生草、黄耆、贝母。泻青丸：龙胆、大黄（酒炒）、防风、羌活、栀子、川芎、当归、青黛。治疗以清泄肝肺之火为主，兼以养血凉血。待火热渐去，以加味逍遥散缓去火热，待火热去之十分有七，便以四物参芪之属养血滋阴，以绝后患。

至此，此案的总体技术性问题已明了无疑。读罢此案，掩卷长思，多种治疗思维值得我们深思。但凡重病顽疾，或因病期日久，或因误治，或因病多纠缠，此时当看清问题，抓住主要矛盾，此古人所谓"纲目清朗"。急者治其标，缓则治其本，阴虚血亏不能速补，故而以缓解症状为主，重剂、猛剂截其邪。然虎狼之药有伤正之虞，不可不慎，待病势稍有回转，则应更换策略。此时，邪之锐气已挫，正气未复，可用攻邪之轻剂，缓缓图之。不可给予补益，以免有留寇之虞。待邪已去十之七八，便可以滋补扶正之剂轻松应对，以保长久，此千古不易之理。

瘙痒治法之“诸痒为虚”辨

一人年逾六十，形瘦苍紫，夜常身痒，搔之热蒸皮内，肉磊如豆粒，痒止热散，磊亦消矣。医用乌药顺气、升麻和气等不效。诣余诊之，脉皆细濡近驶，曰：此血虚血热也。医为顺气和气，所谓诛罚无过，治非所宜。遂以生地、玄参、白蒺藜、归、芎、芍、黄芩、甘草、陈皮煎服，月余而安。

——日·丹波元坚《杂病广要》

常闻言，《难经》云：“虚则痒，实则痛。”朱丹溪亦言：“经曰诸痒为虚，血不荣肌腠，所以痒也。当以滋补药，以养阴血，血和肌润，痒自不作矣。”后世医家多以此论治痒症。此理论发展至今，就变成了我们常说的血虚风燥，这是目前学界普遍认可的瘙痒的核心病机。粗略看去，两者似乎区别不大，但细心分析，差别甚大。

虚则痒，却未说明是何经何脉，何脏何腑虚，才会引起瘙痒。为了一探究竟，我认为只有结合此语出处的语境，或许才能理解得很恰当，但翻阅整部《难经》，却未见此言。后来在《难经经释·卷上》中找到一则按语，引述的是《灵枢·经脉》“任脉之别，名曰尾翳，下鸠尾，散于腹。实则腹皮痛，虚则痒搔。”由此可见，所谓“虚则痒，实则通”其实是任脉之别，虚则痒搔，实则腹中痛。而非一切虚症就会引起瘙痒，更不能反推瘙痒皆是因虚引起。包括那句“虚则痒，实则痛”也是以讹传讹。看似言之凿凿，却已贻误久矣。

据文献来看，此说最早见于《妇人大全良方·卷之七》妇人两胁胀痛方论第十七中气针丸的释文。气针丸中含木香、青皮、制大黄、槟榔和黑牵牛，治久积风壅，功效为疏利滞气，空胸膈，止刺痛。陈自明在释方时，为解释方中为何用大黄时，言及《难经》云：“虚则痒，实则痛。”其实是一种不恰当的论述，不只是因为他对《灵枢》中“实则腹皮痛，虚则痒搔”的断章取义，更是因为他用反推法将实则痛，变为通则实。虽然陈氏所论医案患者心腹胀痛，的确为实证，但此医理的辨析逻辑很有问题，应为当代医学研究所诚。为了方便大家理解，将原文附录于下。

又己未在金陵，有家提干上之下巽内人，病心腹胀痛。众医投木香、沉香、槟榔、大腹、芍药、姜、桂之类，病益甚。召仆诊之，六脉弦紧而和，不似病脉。但诊之时两手如火，以此知其实痛也。众问如何治疗？仆曰：大凡心腹刺痛，不可便作虚冷治疗。有两医答曰：非冷而何？热即生风，冷生气是也。仆曰：不然。《难经》云：虚则痒，实则痛。又仲景云：腹痛者，桂枝加芍药汤；痛甚者，桂枝加大黄汤。家提干云：荆布素来质弱。仆曰：有可辨处，遇痛时使一婢按之，若痛止，是虚寒证也。若按之转甚，手不可近，此实痛也。即令一婢按之，手不可近，叫唤异常。仆曰：此实热无可疑者，当用大柴胡汤治之。众皆不许，仆责状而投之，八服愈。

陈氏之说，后来被张景岳和王肯堂等大家转述，就造成了今天的局面。时至今日，很多文献中仍然可以看到"《难经》云：虚则痒，实则痛"这样的句子。古时文献查阅不方便，难免有引述二次文献时发生错误，但今天文献检索如此便捷，再不假思索地错误引述二次文献就不免有治学不严谨的嫌疑了。

朱丹溪言："经曰诸痒为虚，血不荣肌腠，所以痒也。当以滋补药，以养阴血，血和肌润，痒自不作矣。"阴血亏虚而致痒，诚然如此。但朱氏为了增加自己理论的说服力，拿"经曰诸痒为虚"这样的措辞来立论，未免有些不严谨，当然，也有可能是朱氏记错了。"诸痒为虚"，应该是朱氏的个人理解，但他却说"经曰"。若以自己的观点为理论依据论证自己的学说，这也是可以的，但误读经典或歪曲经典是应该警惕的。虽然朱氏的立论依据有问题，但他的推论却是正确的。这是因为他其实是依据中医阴阳气血理论来解释瘙痒形成的病机。也就是阴血不足，无以濡养肌肤，肌肤不润，就会瘙痒不止。可见，朱氏对瘙痒的病机的论述核心为血虚，至于热或寒均为次要病机。血虚阴亏，郁久生热，或阴亏及阳，便有内寒或易为外寒侵袭。

然而，当今占主流地位的观点"血虚风燥"多了一个"风"字。在这一观点中，似乎血虚是根本，而风是导火索，如果没有风邪，即便血虚，也不一定会引起瘙痒。那是什么风？风邪侵袭会引起什么？《素问·风论篇》论述了各种风以及引发的疾病，但唯独没有瘙痒。而真正说到痒，是在《素问·至真要大论篇》中，说"诸痛痒疮，皆属于心"。心主血，血虚生痒，这同丹溪翁的观点是一致的。

那么，瘙痒跟风邪是何时合而论之的呢？据我考证，可能源于《金匮要略》。《金匮要略·水气病脉证并治第十四》言："脉浮而洪，浮则为风，洪则为气，风气相搏，风强则为隐疹，身体为痒，痒为泄风，久为痂癞。"可见，张仲景是说在风水病中，风强的话就出现隐疹，风气滞留腠理，就会引起瘙痒。这跟《素问·风论篇》"外在腠理，则为泄风"的论述是一致的。也就是说风气在腠理之间就会引起皮肤瘙痒，但瘙痒绝不是风邪的必然结果。由此可见，血虚风燥这个观点是值得商榷的。至少血虚应该是瘙痒的根本病机，而风气外袭是次要病机，这同生热生寒是一个道理。

综上所述，滋阴养血是根本大法，而疏风、散寒、清热都是权变。如果将血虚风燥视为根本病机，那很容易因为不恰当地使用风药而更伤阴血。此则医案来自汪石山，收录于《杂病广要》。医案很简单，不需详加解析。主要讲的是一老人的皮肤瘙痒为血虚血热所致，以滋阴养血清热为法治愈的事。尤其通过上述分析，读此医案更为清晰。有一个问题需要说明一下，那就是为何用白蒺藜？

汪氏认为老人瘙痒的病机为血虚血热，那治法应该为养血清热。因此，生地、玄参、当归、川芎、芍药为补血，而黄芩清热，陈皮、甘草理气和中，唯独白蒺藜的使用显得有些突兀。我们知道白蒺藜为常用的祛风止痒药，但此案中汪氏却只字未提风邪。若以血虚风燥来论，那是水到渠成，但此处却是血虚血热，所以白蒺藜就有些不知所以。白蒺藜有祛风止痒的功效，很多人凡是遇瘙痒，几乎都会用白蒺藜。其实，这是因为对白蒺藜的认识不足。

《本草经解》言："白蒺藜，气温，味苦，无毒。主恶血，破症结积聚，喉痹，乳难。久服长肌肉，明目轻身。"同时说，"白蒺藜气温，禀天春和之木气，入足厥阴肝经。味苦无毒，得地南方之火味，入手少阴心经。"可见，白蒺藜是入肝心，而肝藏血，心主血。其实，白蒺藜是入血而温肝气之暖阳，以求肝木调达，助气血之生发。这个道理同样在《本草经解》中有所体现，"白蒺藜同归身，治月经不通；同杞子、菟丝子，治肝虚；同五味、淫羊藿、杞子、海螵蛸，治肝虚阳痿。"由此可见，于足厥阴、手少阴二经，白蒺藜实有亮辅良弼之功。此处，汪氏用白蒺藜，正是求其助肝心生血之意，而非求其祛风止痒之效。

气血不和证白癜风治法

王某某，女，23 岁。初诊日期：1975 年 7 月 12 日。

患者额上一处白斑已三四年，近 6 个月来逐渐发展，向两面颊蔓延扩大，目前已有掌大一片。其他无不适。苔薄，脉平。风湿相搏，气血不和。拟祛风湿、调营卫、和气血。

豨莶草 9g，苍耳草 9g，浮萍草 9g，补骨脂 12g，川芎 9g，红花 9g，白芷 4.5g，桂枝 3g，赤芍 12g。

8 月 11 日（二诊）：服药 1 个月，无显效。白癜风四周色稍紫。苔薄舌红，脉平。久病入络，加重活血祛瘀、祛风通络之品。

当归尾 9g，赤芍 15g，川芎 9，丹皮 9g，桂枝 9g，乌梢蛇 9g，白鲜皮 9g，地肤子 9g，豨莶草 9g。

10 月 6 日（三诊）：药后 1 个月，中间已有色素岛出现，目前已有 70% 色素沉着。前方续服。1 月后痊愈。

——《外科经验选》

白癜风，中医属"白驳风"范畴。虽然各医家对本病有着不同的认识，但大多可归为风邪袭表，气血不和。正如《医宗金鉴》中说："此证自面及颈项，肉色忽然变白，状类斑点，并不痒痛，由风邪相捕于皮肤，致气血失和。施治宜早，若因循日久，甚者延及遍身。"本医案所举患者为青年女子，除了皮损白斑之外，几乎没有其他不适，这和临床中我们遇见的大部分患者的临床表现是一致的。

顾氏先以常法论之，即祛风湿、调营卫、和气血。方中豨莶草，辛苦微寒，入肝、心经，祛风湿、通经络。苍耳子，性温，祛风湿之力更甚，浮萍质轻升散，除了疏散风寒外，兼可行水；白芷祛风湿，四者共同起到祛风湿作用。仿浮萍丸之意。川芎、红花、赤芍共同补血活血；桂枝调节营卫，疏理气机。全方共奏祛风湿、调营卫、和气血之功。独补骨脂在机制上不甚相通，盖补骨脂具有光敏性，可结合日照，促使黑色素增生。此处有诸多中药药理研究成果的应用。

服药月余后，疗效欠佳。顾氏考虑久病入络，便加大活血祛瘀、祛风通络之力。重新组方，以四物汤为基础，去除地黄之滋腻，佐以丹皮凉血活血，乌梢蛇、白鲜皮、地肤子、豨莶草，祛风通络，桂枝调节营卫，疏理气机。如此看来，全方以养血活血、祛风通络为法。服用此方，月余见效，后效不更方，直至痊愈。

掩卷长思，不禁略有所得。白癜风，多因气血不和，风邪袭表。气血不和为内因，亦为主因。然临床中气血不和是何种原因造成，亦有所不同，当分别论之，不可一味益气补血。本案患者血虚，邪风侵袭，故而补血祛风，药到病除。临床中气血不和，可有脾虚运化无源、可有气虚血弱、可有阳弱不能化生气血、可有失血过多、可有虚火扰血等。病机一条道，病因千万条，治病当细虑慎思，探其本，方可知其因，通其理，处以方，病必除。

外阴水肿治法

　　一童子十五岁，玉茎肿痛，外皮浮肿，比常粗大一倍。他医治之以解毒清肝等药，愈肿愈痛。予视之，亦用泻火清热渗湿等剂，俱不见效，诊之脉细数而无力，此中气不足，脾经湿水乘虚流注、停聚不散，当行从治法也。以四物汤合平胃散加木香、熟附子、人参各五分，一服肿痛顿退，又四五服而全消。

——明·陈实功《外科正宗·下疳论第三十一·下疳治验》

　　因为肝经沿大腿内侧中线进入阴毛中，绕阴器，至小腹，挟胃两旁。因此，很多外阴的水肿、破溃、红肿，医家多从肝经入手，以清泄肝火为主。本案说的就是一个15岁小孩阴茎肿痛，医者从肝论治，给予清肝解毒，但结果却是阴茎却越来越肿，越来越痛。肝经火热是一种思路，同样，但凡有水肿，利水渗湿也是权宜之计，西医遇到水肿，用利尿剂，几乎跟这一思路相同。奇怪的是，本案患者用了渗湿清热之剂却不见效。

　　以上两种方法都用了，效果不佳，还有其他方法吗？当然有。此两者为正治法，既然正治法无效，就要考虑从治。陈氏在诊脉后，根据脉细数而无力，他判断："中气不足，脾经湿水乘虚流注、停聚不散"，可知，此患者乃脾虚水蓄，脾主水谷运化，脾气不健，自然水液运化不良，积蓄于某处，就会形成水肿。此时，健脾燥湿成了唯一大法。从治法，又名反治法，是中医治病的变法。但奇怪的是，陈氏用了四物汤，还用了附子。

　　按理说，平胃散、参苓白术散才是核心方剂，而四物汤是一剂补血活血的基础方。陈氏以四物汤为基础治疗脾虚水肿，到底是出于何种理解？令人费解。

　　四物汤最早见于唐蔺道人《仙授续断理伤秘方》，后被收入《局方》，自此，此方成为调血第一方。其实四物汤最初是被用于外伤血瘀证的。因《局方》的影响，人们似乎忘记了四物汤活血的本质。四物不在补，而在于活，不在促使生化，而在于调养气血。中医有言，气血同源，同样，血与水同属阴液之范畴。故而，行血就是行水，行血就是行气。此患者中气不足，脾气虚弱，而脾经少气多血，脾经虚弱引起的水液积蓄，必然要行血，血行则水走，水走则肿消。因此，陈氏使用了以四物汤为主，佐以平胃散加木香。

那附子是为何而用？朱丹溪说："附子之性走而不守，但取其健悍走下之性"。水湿属阴，附子温散寒湿，使用附子可谓非常巧妙，行走之间可驱散寒湿，同时可温散脾经之湿浊。

中气既虚，以人参补之即可。如此，可谓全矣。

通过此案，我们在感叹陈氏医技精湛之余，也可以将外阴水肿之治法归纳为三，一曰清肝；二曰利水；三曰健脾。临床中常有兼证，表现繁杂，但归根结底，无外乎此三者也。

方药篇

中药复方使用的多样性

一监生，中年妻丧，继娶幼室，乃娇态人也。自服补肾助阳之药，以致肾水受伤，不能上制心火，左颧发生一泡，先紫后黑，麻木不知痛痒。凡黑者肾经之毒也，其毒岂浅？且喜疮之四边尚未走散，此犹可取。随用针刺疗上，量别药不济其事，用冰蛳散厚糊作条插入患孔，用糊纸密封，勿令泄气。朝服加减八味丸以滋肾水，午服盖气养荣汤接补真气以滋不足，晚用琥珀蜡矾丸护心解毒。候至十一日外，疔根与药结成一块，根据期脱落，次用生肌敛口、补助调理脾胃之剂，二十日而愈。后因此公不慎调理，失于保节，几及三年，复成虚损劳瘵而殁。

——明·陈实功《外科正宗·疔疮论第十七·疔疮治验》

疔疮是中医外科常见病之一，一直以来都在中医皮肤浅表感染性疾病中占据着重要位置。西医以病原学为基础来命名疾病，因此，西医进入中国后，很多皮肤感染性疾病的中文命名直接用了"痈、疽、疖、疮"等，但没有借用疔的概念，因此，现代很少有人知道"疔疮"这个曾经广泛使用的名词。至于其确切意义，更是知之甚少。总之，疔疮是急性感染性疾病，起初多为皮肤浅表感染，而后发展迅速，甚至出现败血症等全身症状。正如陈氏在《外科正宗·疔疮论第十七》中说："夫疔疮者，乃外科迅速之病也。有朝发夕死，随发随死，有三日、五日而不死，一月、半月而终死。"

对其病因，西医以病菌致病说统而概之，而中医则较为多元化，具体如下。

"且如毒气发于心经者，生为火焰疔。其患多生唇口、手掌、指节间，其发初生一点红黄小泡，抓动痒痛非常，左右肢体麻木；重则寒热交作，头晕眼花，心烦发躁，言语昏愦，此等出于心经之病也。

毒气发于肝经者，生为紫燕疔。其患多生手足、腰胁、筋骨之间，初生便作紫泡，次日破流血水，三日后串筋烂骨，疼痛苦楚；重则眼红目昧，指甲纯青，舌强神昏，睡语惊愦，此等出于肝经之病也。

毒气发于脾经者生为黄鼓疔。其发初生黄泡，光亮明润，四边红色缠绕，其患初生口角、腮颧、眼胞上下及太阳正面之处，发之便作麻痒，绷急硬强；重则恶心呕吐，肢体木痛，寒热交作，烦渴干哕，此等出于脾经之病也。

毒气发于肺经者生为白刃疔。其发初生白泡，顶硬根突，破流脂水，痒痛骤然，易腐易陷；重则腮损咽焦，毛耸肌热，咳吐脓痰，鼻掀气急，此等出于肺经之病也。

毒气发于肾经者生为黑靥疔。其患多生耳窍，胸腹、腰肾偏僻软肉之间，其发初生黑斑紫泡，毒串皮肤，渐攻肌肉，顽硬如疔痛，彻骨髓；重则手足青紫，惊悸沉困，软陷孔深，目睛透露，此等出于肾经之病也。"

此等细致入微的症状描述，是值得我们学习的。虽然如今我们拥有前所未有的诊断技术和辅助工具，但我们仍然应该继承医学前辈的观察力并发扬古人以临床为基础的探索精神。我们承认西医在病原学上的成就，但我们应该明白，在感染性疾病的发生和发展过程中，病原体并不是全部的"因"。任何结果都有着多元化的"因"，疾病也不例外。

根据病史和症状，本案之病当为黑靥疔，既然病位在肾，那么治疗原则基本就不言自明了。

古人用药讲究因时、因地、因人，从来不会拘泥于某方和用法，也不会拘泥于一日一次或一日两次。很多古人的医案都记述了很多种复杂的中药服用方法，有餐前服、餐后服、清晨服、晌午服、日暮服、子时服，还有一日一次、一日两次、一日三次，甚至有一个时辰（2 小时）服一次，还有冷服、热服，诸如此类，不胜枚举。至于药引就更复杂多样了。陈氏以早晨服加减八味丸以滋肾水，中午服盖气养荣汤接补真气以滋不足，晚上服用琥珀蜡矾丸以护心解毒。这种用药思路是我们今天的中医人都应该学习和深思的。自古治病用药都有联合配伍、联合方法、多样化、多靶点的治疗思路。西医常用多路径、多靶点且条理分明的体系化诊疗思路，若中医仅仅满足于方剂内的配伍，任何疾病都想以一剂汤药解决，这是不切实际的。虽然说，以最简单的处方解决问题是性价比最高的方法，这对于简单的疾病尚可，但对于复杂的疾病就会捉襟见肘，甚至会将自己困于思维的"围城"中，明明有更好的方案，却只想着一个处方，或一个治疗方法。

古人的治疗思路连贯有序、严谨慎密，才能治愈复杂多变的疾病。而今，治疗方法单一和守旧，或许是造成某些疾病疗效不佳的原因之一。对于复杂疾病的诊疗，我们一定要探索更多样化的策略和手段。

中医亟待加强体系化的治疗方案设计

一妇人年近四旬，夫主不利，愁郁种种，抱怀不散。时值季夏，岁荒之极，腮发一疔，六日后方延予视，其时疔毒已经走散，头、目、唇、项俱肿，形色紫赤，予曰：肉肿疮不肿，乃疔毒走黄，不治之症。彼妇流涕叹曰：一家皆绝也。予问曰，何其如此？妇又曰：吾夫乃不肖之人，妇有一女二子，俱未适配，设若妇死寄托于夫，子女日后必为流荡辈也。故妇在一家生，妇逝一家死。自然之理。予时闻之，沉吟不已。如此何以得生，不忍弃治，况此疮势大，又非药力可回。思之当雇一贫人，以饭餐饱，用火酒数杯，随用针刺肿上十余处，令彼噙吸恶血数碗，将温汤洗净，用蟾酥锭磨浓涂之，四围敷金黄散早、晚二次，内以护心散、蜡矾丸清心护里，兼服降火、化痰、开郁、安神之药调治，庶保不变。吸血之后，余肿稍退。又至六日，夫又对言，何其不死？彼妇相闻甚苦，暴怒之极，仍又复肿，比前尤甚也。复用针刺肿甚上约十余处，出血三、四碗，针孔上小膏盖贴，余肿仍敷。其人出血多而其内必虚，以人参养荣汤加香附、贝母服数日后，针口渐脓，余肿渐消，原疮处复得高肿，仍用蟾酥条插化，亦渐腐溃；外用生肌敛口，内服开郁和中、养血健脾等剂，调理百日外方愈。此病设若相论疮势形色者，百无一生之理，此功出于强勉行之，亦得其生者。此妇愈后，二子一女俱以婚配，其夫亦守其终，见今已六旬半矣。

——明·陈实功《外科正宗·疔疮论第十七·疔疮治验》

"一个葫芦一把杖"，这是古代中医给我们留下的最深刻的印象；"桌子椅子笔和纸"，这是人们对现代中医的印象。说中医神秘，就因为它能用最简单的方式处理最复杂的疾病。望闻问切，五脏六腑，洞若观火，几味草药，拨乱反正，看似轻而易举，却暗藏玄机。其中神妙不是三言两语能说清的。

久而久之，中医的形象就这样被固化了，倘若有一天中医没有这样做，反倒让人不大适应了。记得几年前，有一位文坛老前辈，因肺部疾患入住我院肺病科。我去看望他，言谈之间，他流露出对中医院的失望，天天打点滴。后来我谈到我平常的工作除了开中药之外，还会做些手术。他听后，略带愤懑又无奈地说现在的中医都西化了，中医院也和西医院差不多了。闻听此言，我想他是不了解医学的，至少是不了解中医。他之所以那样想是因为中医院用了很多他认为的"西医技术"。其实，静脉给药只是一种给药方法。中医传统的药物剂型本就数量繁多，如丸、散、膏、丹、酒、露、汤、饮、胶、茶、糕、锭、线、条、棒、钉、灸、熨、糊等。随着现代工艺和材料科学等学科的发展，中药也出现了很多新的剂型。但此事说明，中医在有些人心中的形象已被固化。

不仅是普通民众，很多中医医生在这一问题上，也表现出思维固化的倾向。其实，在诊疗过程中，以体系化的思路，同时或序贯运用多种方法和药物的传统，古已有之。下面请让我们通过医案来看看。

本案同样是治疗疔疮，但却是疔疮重症——疔疮走黄，相对于西医的感染继发败血症、菌血症等，病情不可谓不凶险。陈氏心怀慈悲，念及"妇在一家生，妇逝一家死"，明知胜算不大，却全力以赴，只望博得一线希望。

疔疮痈疽，只要脓成欲溃，当以清创为先，次以药石。他先将细针在酒火之上烧红消毒，再将其刺入皮损上，刺出一些小孔，再人工吸吮疔疮内的坏死物及血水。再用温汤（可以用甘草汤或猪蹄汤，当然也可以随证处方）冲洗干净，再以蟾酥锭磨浓涂在创口上面，皮损周围敷上金黄散，早、晚各一次。这是外科处理方法。系统用药为口服护心散、蜡矾丸清心护里，兼服降火、化痰、开郁、安神之药调治。如此，病情才得以控制，皮损逐渐好转。

本来疾病已慢慢好转，但因其丈夫又恶语相加，致使情绪激动，疾病再次加重，但显然全身症状不明显，只是局部皮损较前肿胀。基本上也是沿用前法，刺破肿处，流出脓血，插入蟾酥条。但内治方面可略加调整，因为病情没有之前那么凶险，考虑病程较长，出脓血过多，陈氏的原话是"出血多而其内必虚"，因此，托补为主，用人参养荣汤加香附、贝母，后病情控制后，只需按常规的疮疡后期治法，外用生肌敛疮之品，内服开郁和中、养血健脾等剂。

就这样，凶险之病终得痊愈。很多人可能说陈氏医术高妙，却不知他能化险为夷，起死回生，主要归功于他对疔疮等外科感染疾病的一整套体系化的治疗思路和方法。各种治法要么合并使用，要么连贯有序使用。每一个方法都看似稀松平常，但组合到一起却可以解决复杂问题。综上述所，体系化的治疗思路和方法是极具临床价值的，也是目前我们亟待补充和完善的。我们不要一味满足于方剂内部的联合思路，而应该注重方剂与方剂、内治与外治、中药与西药等配伍联合方案的设计。否则，中医的路就越走越窄了。

医案之所以被看作是中医宝库中的明珠，是因为医案并不在于告诉我们什么病用什么药，而在于如何思考病机，如何巧妙治疗。其中独特的治疗思路和方法就是前人留给我们最值得学习的东西。如果没有诸如此类的医案，那么，中医很多宝贵的经验和理念恐怕就要消失在历史的长河中了。

仙方活命饮只能用于疮疡初期吗

张显亭患中脘发，屡治不愈，二十余日。迎余诊治，见其疮头大如汤碗，焮肿似盘，疮口深有寸余，腐肉不脱，新肉不生，诊其脉洪盛有力。此系脾胃火毒结聚而生。当先服仙方活命饮，三帖以解内毒，外上大金丹，化腐生肌。日有佳兆，三十日而愈。

——清·翟竹亭《湖岳村叟医案》

仙方活命饮被誉为"疮疡之圣药，外科之首方""疡门开手攻毒之第一方"，其在中医外科的地位，可见一斑。一般认为本方用于痈肿初起属于阳证者，查阅现代文献，在其禁忌证中大多会写道：本方只可用于痈肿未溃之前，若已溃断不可用。如此案所述，在肿疡已溃，腐肉不脱，新肉不生之时，翟氏仍大胆使用仙方活命饮，这当如何理解？

首先，让我们一起回溯一下仙方活命饮的起源。虽然目前大多文献记述此方来自《校注妇人良方》，其实，并非如此。我比较认同南京中医药大学戴慎教授的说法，仙方活命饮最早见于薛古愚《女科万金方》，最初名为"神仙活命饮"。当然在历代文献中本方的方名和组成并非固定不变，有"秘方夺命散"（《袖珍方》）、"真人活命散"（《痈疽神秘验方》）、"真人活命饮"（《摄生众妙方》）、"神功活命汤"（《疮疡经验全书》）、"十三位败毒散"（《医方考》）、"真人夺命饮"（《惠直堂经验方》）、"当归消毒饮"（《医林纂要探源》）。而最早以"仙方活命饮"见世的当属《痈疽神秘验方》。

不仅是名字有较多版本，其组方的药味和剂量也不尽相同。所以，关于它的功用和适应证历代医家的看法也不同。从文献来看，此方最早并无功用记载，《袖珍方》指出其有"消肿、化脓、生肌"之功，并说："（可治）一切痈疽，无名恶疮。"在很长一段时间里，此方并不局限于肿疡初期，直到后来汪昂在《医方解集》中说："疮疡溃后禁用"，自此，才逐渐将此方定于肿疡初期。

由此可见，本方最初并非只局限于肿疡初期，脓肿未溃之时。故翟氏通过患者具体情况，认为此时热毒未解，证属脾胃火毒，所以大胆使用仙方活命饮，正合冉雪峰"有是证用是药"一说。因为本方在中医外科使用广泛，所以研究它的适应证意义深远。通过对本案的学习，结合仙方活命饮的起源回顾，我们不难看出此方的确切适应证。对此，我深有体会。在临床中，我时常对于脓肿已溃，但部分坏死组织未尽然成脓，或是虽已化脓，但热毒未解者，给予仙方活命饮，收效甚佳。

本案中，翟氏待热毒解除，脉象平和以后，只以大金丹外用即可。这里的大金丹由于翟氏没有明确说出其组成，加之历来名为大金丹的方剂较多，不便细解。但纵观以大金丹为名的方剂，结合本案，我们大概可以知道，翟氏所用的大金丹，很可能含有朱砂、升丹等化腐生肌药。

最后，值得一提的是，对于疮疡内毒解后，可酌情给予养血消毒和气之品，但不可给予大补气血之剂，以免毒邪存留，继而复发。关于这个问题，有兴趣的读者可以参阅王维德所著的《外科证治全生集》。

从仙方活命饮谈外科八大治法

古人朴实，其七情干涉者少，而从风、寒、暑、湿外感凝滞者多。故设仙方活命饮攻散所滞之肿，服此得效者十常八九，乃患者五脏不虚耳。今人穿凿太过，七情烦扰之甚，而内脏无有不伤，每见此症，曾服过此药，其疮必不起发，脾胃再无不损，若疮不起发，脾胃伤败，患者岂有得生，至此自甘天命。今之治法，不论首尾标本，先必固脾胃，次行托药，谓本立而道生，病无不活。予见如此，幸同道者察焉。

——明·陈实功《外科正宗·仙方活命饮今古不同论第一百三十七》

《校注妇人良方》记载着这样一首方，说其"治一切疮疡，未成者即散，已成者即溃，又止痛消毒之良剂也。"罗美在《古今名医方论》说："此疡门开手攻毒第一方也。"唐宗海《血证论》卷八中说："此方纯用行血之药…为疮证散肿之第一方。诚能窥及疮由血结之所以然，其真方也。第其方乃平剂，再视疮之阴阳，加寒热之品，无不应手取效。"

以上说的就是仙方活命饮，其组成为金银花、白芷、天花粉、当归尾、芍药、陈皮、贝母、防风、甘草节、乳香、没药、皂角刺、穿山甲。组方精当，可以说将疡证早期的法则都包括在内了。清热解毒、行气活血、燥湿散结、消肿止痛、溃壅破坚，但凡有疡科阳证者不外乎以上五者也。正因于此，历代医家都推崇备至。但临证之时，又有诸多疑虑。

陈实功《外科正宗·仙方活命饮今古不同论第一百三十七》中这样说："古人朴实，其七情干涉者少，而从风、寒、暑、湿外感凝滞者多。故设仙方活命饮攻散所滞之肿，服此得效者十常八九，乃患者五脏不虚耳。今人穿凿太过，七情烦扰之甚，而内脏无有不伤，每见此症，曾服过此药，其疮必不起发，脾胃再无不损，若疮不起发，脾胃伤败，患者岂有得生，至此自甘天命。"说明他在其所处的时代就已经发现，此方被滥用，并且明确地告诫医者，此方的适应证和禁忌证。

简而言之，此方虽立法齐备，用药精当，兼顾周全，但却从实入手，注定了它多用于疮疡之初期，且为阳证。同时此方注重攻伐，护养不足，因此，但凡虚证或是兼有脾胃虚弱、气虚血弱者尤当谨慎。因此陈实功总结道："今之治法，不论首尾标本，先必固脾胃，次行托药，谓本立而道生，病无不活。"如此，此方的定位大抵如此。

至于临证，病情复杂，可随证治之，断不可拘泥于一方一药。此方虽为痈肿初起属于阳证者之方，但临证当随证变化，以应万端。此方最大的意义在于将阳证痈肿之初起之法则垂范后世。清热解毒、行气活血、燥湿散结、消肿止痛、溃壅破坚，可谓立法周全。若患者素体痰湿者，应加重燥湿化痰之剂；若热毒郁结较重，应加重清热解毒之品；若气滞血瘀者，应酌加活血化瘀之药。若痈肿已溃，虽说此方不可轻用，但加减之后仍可使用，只需减溃壅破坚一法，加补气益血、托毒敛疮二法即可。所谓病无定方，法有恒法，临证之时，只需根据病情变化，变法调方即可。

总而言之，外科疡证，治法有八：一曰清热解毒；二曰行气活血；三曰燥湿散结；四曰消肿止痛；五曰溃壅破坚；六曰补气益血；七曰托毒敛疮；八曰温阳解凝，合称疡证八法。仙方活命饮，只此一方，涵盖五法，因此才有"外科第一方"之美誉。

十全大补丸治疗痈

一男子溃而脓清不敛，以豆豉饼灸之。更饮十全大补汤，两月余而痊。凡疮不作脓，或不溃，或溃而不敛，皆气血之虚也。若脓清稀，尤其虚甚也。

一弱人臀痈，脓成不溃。以十全大补汤数剂，始托起，乃针之，又二十余剂而愈。夫臀居僻位，气血罕到，老弱人患之，尤宜补其气血，庶可保痊。

一妇人腿痈，久而不愈，疮口紫陷，脓水清稀，余以为虚。彼不信，乃服攻里之剂，虚证蜂起，复求治，令灸以附子饼，服十全大补汤百余贴而愈。凡脓清及不敛者，或陷下，皆气血虚极也，气血虚极也，最宜大补，否则成败证。若更患他证，尤难治愈。

——明·薛己《外科发挥·臀痈》

中医治病，辨证论治是关键，但实际情况却是，在很多时候，我们无法做到真正意义上的辨证论治，在外科方面，这一点尤为突出。一则，但凡外科诸疾或多或少有痛、痒、红、肿等症状，患者自觉不适，就会出现心烦易怒、夜寐不安等症；二则，《素问·至真要大论篇》中说："诸痛痒疮，皆属于心""诸湿肿满，皆属于脾"，而心属火，故中医在治疗外科疾病多从火热论治；其三，受西医对抗思维的影响，中医临床医生在治疗外科疾病，尤其是感染性疾病的过程中就会犹豫。以上这些因素共同导致了人们对外科诸疾的认识中存在热证是核心的先入为主的思维模式。

在古籍中，记载着大量的补益药、温热药治疗外科感染疾病，但试观今日临床，我们是否能准确使用温补药来治疗外科感染性疾病？

以上三则医案均是用十全大补丸治疗痈。可见，在治疗痈的过程中，温补法是很常规的，也是很有效的。在古代知识背景下，医案是最重要的临床研究成果的展示形式，因为名医本身就是因为其卓越的医术而声名远播，记录医案纯粹是为了留下经验，启迪后学，这些记载都是客观事实，是极有临床价值的。仅就这一点，我们就有理由去寻找其蕴藏的真理。

其实，抛却既定思维对我们的影响，判断虚证是很容易的。无非就是溃而脓清不敛，患者素体羸弱，脓成不溃，久而不愈，疮口紫陷等。遇到这种情况，就可以大胆地应用温补法。

故此，如何判断虚证，何时应用十全大补丸，在此不再赘述。同样，读完这三则关于十全大补丸治疗臀痈的医案，我们也不要拘泥于此症此药，要举一反三，推而广之。凡温补之药俱可酌情应用于外科疮疡虚证。

"凡疮不作脓，或不溃，或溃而不敛，皆气血之虚也。若脓清稀，尤其虚甚也。""夫臀居僻位，气血罕到，老弱人患之，尤宜补其气血，庶可保痊。""凡脓清及不敛者，或陷下，皆气血虚极也，气血虚极也，最宜大补，否则成败证。若更患他证，尤难治愈。"可见，凡是红肿不成脓，有脓久不破溃，溃后脓清，久不收敛，均可视之为气血两虚，当治以益气补血。须谨记之。

当然，这里有一个问题，就是关于痈的界定。我们常说阳痈阴疽，按理说痈当属阳，而本文为何以温热之剂治之？在中医学的发展史上，有很长一段时间关于痈疽都没有明确的界定。虽然很多医家各有论述，但都不系统。直到清代外科大家王维德提出系统的阴疽论，后世才形成了阳痈阴疽之说。但其实，这个观点也值得商榷。我们知道，痈和疽本是中医病名，所以并非以证之阴阳而分。只是临床上，痈多属阳，疽多属阴，故有阳痈阴疽之说。同时，痈虽多属阳，但若发生在阴位，或素体虚弱的人身上，也就可能表现为阴证。由此可见，痈疽之阴阳属性不是绝对的。而明代薛己所言之痈，显然有阴阳之别。

略谈阳和汤

　　阊门龚姓，腰生一疽，根盘宽二尺余，前接腹，后接背，不红不肿，不痛不软，按之如木。初延余治，以肉桂、炮姜书于方首，别后，另延苏城内外三四名家，众视余方皆曰：酷暑安可用此热药？以余为非，议用攻托清凉，连治五六日，病者神昏无味。后延余治，患仍不痛，色如隔夜猪肝，言语不清，饮食不进。余曰：能过今晚再议。是夜即毙，然其至死不痛。

　　不久，伊戚亦患此症，延余治。以阳和汤服下，次日觉松。又服，疽消小半，才以犀黄丸与阳和汤，逐日早晚轮服，服至第五日全愈。后有背疽相若者，照治而愈。

——清·王维德《外科证治全生集·医案》

　　我在前面的很多章节中，都谈到了阴疽的病机和治法。例如，陈实功用参附治疮疡，但真正将阴疽从痈疽疮疡中完全分出，并从理论和诊治上形成完整体系者，当首推清代名医王维德。在他之前，痈疽治法多以经脉论治，虽有阴阳虚实之论，但也只是少数医家琐碎的杂谈和临证体会，并无完整的体系。王氏在《外科证治全生集》中用大量篇幅集中讨论了阴疽的病机和诊断标准，更记载了阳和汤等治疗阴疽的方剂。自此，阴疽理论得以确立。

　　本则医案记述了王氏诊治两位阴疽患者的经历。二人同病，却因治法不同而结局迥异。龚氏病阴疽，以清热治法攻伐，最终命入黄泉；而伊戚亦患此症，以温阳之法治疗，竟得痊愈。王氏将两者放在一起对比，是为了增强人们对阴疽温阳治法的信服力，这也是中医医案写作手法之一。

　　就此医案而言，并无太多值得讨论的，这是因为阴疽的观念已然深入人心。但要真正做到临证时运用自如，却绝非易事。正如大家都知道感冒有风寒与风热之别，但在临床实践中，能准确地分辨风寒与风热，并能做到药到病除并不容易。

　　有人说，中医是一门超前的学问，而我认为，中医是一朵沙漠之花，是人类科技史，乃至人类文明史上的奇迹。中医是在最不适合生长的环境中寻求生机，在"山穷水尽"之处，觅得"柳暗花明"。众所周知，外科手术的发展历史很漫长，但真正大规模应用和普及的时间却并不长，仅一百多年。这是因为麻醉技术和无菌术的出现解决了外科手术疼痛和感染的两大难题。而麻醉技术依赖人们对神经的深入认识和化学药剂的精细发展，无菌术的发展则依赖于人们对微生物的认识和对强效抗菌药物的发现。要想认识微生物就需要显微镜，而显微镜的出现又离不开玻璃的出现和光学的发展。归根结底，需要相当高度的物理和化学发展水平，而这些领域的发展是建立在人类对自然漫长的认识和不断积累上的。也就是说，在我们还不具备这些知识的时候，面对很多疾病，我们只能束手无策。

中医的高明之处就在于明知道不可为的情况下，另辟蹊径，并且比较出色地解决了问题。我们仍以外科手术为例，早在汉代时，就有了很多类似现代外科思维和术式的医学记载，后来，在唐、明、清等诸多文献中都有记载，但却始终不是主流，关键原因绝非学界普遍认为的儒家人伦思想的禁锢，而是上述外科的两大技术难题始终难以解决，因此，很多外科技术无法被作为常规技术广泛应用。

面对技术的局限，东方及西方医学都做出了大量的努力。在漫长的历史长河中，与西方医学几乎停滞不前的状况相比，中医发展可谓硕果累累。这是因为中医创立了一种外病内治的独特思维，这一思维同中医整体论是一致的。因此，中医在处理外科疾病时，将大量精力放在药物处理和功能恢复上，而非西医的组织重建和修复。所以对于痈疽，中医会用药物和针灸处理，而西医则选择切开引流。对于骨折，中医会用药物和手法复位等，而西医则用手术修复。

梳理完这个问题，我们再回到痈疽上。在处理感染性疾病上，中医很早就意识到感染的原因很大程度来自外部，诸如六淫和毒邪等均可引起疮疡，尤其是火毒占有很大比例。因此，多以清热、燥湿等药治疗。依现代药理研究，这类药很多都具有抗菌作用。同时，古人也发现对一些表现为阴性的疮疡（不易成脓，或久不破溃，或溃久不敛）的药物疗效往往不佳，但又苦于缺乏特效药。在这个情况下，他们另辟蹊径，既然无法处理外来之邪，那就从人体入手。中医之天人相应，即人与自然是一个大系统，当然也包括了附着于人体的各类病菌。中医对这一状态最恰当的论述是"正气存内，邪不可干"。那么，从人体正气出发就是一个很好的解决途径。前面我们讨论过补中益气汤、十全大补丸等治疗疮疡，这同本则医案在治疗思维上可谓异曲同工。

阳和汤就是沿着这条艰难的探索之路产生的。可见，中医很多治法背后的智慧与艰辛是现代人难以想象的。此方出自王维德《外科证治全生集》，主治流注、鹤膝风、贴骨疽、乳岩等症。组方之精妙，诸多名家均有所阐发，故在此不再赘述方论。诸家论说中，傅崇黻先生之论可谓详尽透彻，现录于此，以供方家体悟。

治阴疽用此方者，因阴疽之毒发于五脏，其症皆属阳虚，多由阴寒之气凝结而成，凡阴寒凝结之气非得阳和之气以解之，不能见功，名曰阳和汤，职是故也。地黄熟用微温，而大补真阴，重用一两以为君，救阴虚也；鹿为纯阳之性，角遇夏至，阴生即解，尤为纯阳中之阳，用三钱以为臣，所以生阳和之气也；肉桂甘辛大热，性亦纯阳，能解阳寒之凝结；甘草甘温和中，能消五脏发之疮疽，各用一钱以助阳和之气为佐；炮姜温中助阳能去沉寒痼冷而回阳；麻黄辛温开腠散寒，各用五分以为使；加白芥子二钱，以其辛温之气除寒暖中，能消毒肿也；酒能和血养气，通经脉，行药势，故服后再饮好酒数杯以助药力。王洪绪曰：麻黄得熟地不发表，熟地得麻黄不凝滞，神用即在是也。此方用熟地以补阴，用诸药回阳则阳和之气达而阴凝之气散矣，其为阴疽之胜药，不亦宜乎！（摘自《懒园医语》）

在此，我只想谈一点个人体会。此方名为阳和，有宣阳散寒，温经和血之意。方中大致可分为两股力，一者填阴，一者温阳。填阴虽只有地黄一味，却量大力钧，其余诸药，皆为温阳。可见阳从阴中起，无阴不成阳。阴为静，阳为动，欲鼓动阳气，必厚实阴液，否则，阳气无以附着，反损真阴。因此，临证处方，熟地的用量一定要大。同时，此方力专，在使用时要注意权变，中焦有湿，可酌情加苍术、白术；若疮势平塌严重，可酌情倍熟地，加附子、黄芪等。若有瘀证，可加红花、乳没之类。正如陆以湉在《冷庐医话》中说："严兼三谓生平遵此法以治阴证，屡获奇验，尝于六月中治一男子，遍身热毒，而腹上独生一疽，平塌不痛，诊其脉沉微无力，乃用阳和汤，加附子、黄芪服之，疽消而愈。盖热毒发于表，而阴疽根于内，故必治其本焉。"当然，除了服药，也可以配以火针、温灸等治法。

再者，此方的应用不必拘泥于阴疽，凡阳虚寒凝等证均可以酌情使用。我在临床中，喜用此方治疗难治性溃疡，凡疮口易溃难愈，疮汁清稀似脓者，用之疗效颇佳。心禅僧在《一得集》中记述了一则医案，为本方的变通治例，即治脱血痉挛。

宁郡月湖陆姓子，夏随群儿下河捕鱼，右足心涌泉穴被触，出血盈斗。日久自膝至跗，其冷如冰，筋脉挛急，是足既废，已行动需杖。其戚友为余邻，商治于余。余曰：足废两载有余，何能为也？然细思起病之由，因于血出过多，而筋脉失养。其穴乃肾经所属，又为寒湿乘之，遂以阳和汤去白芥子，加附子、薏苡、牛膝、木瓜、当归，姑令试之。嘱其守服四十剂，不必更方，亦未敢云必效也。乃服十五剂而足温，三十剂而筋舒，步履渐如常矣。盖阳和汤原为治阴疽之方，此则借以通经养血，而复加舒筋逐湿之品，凤疾顿瘳。凡天下事总须据理推测，不可拘泥如是。

浅谈加味八味丸治疮疡

又一贵人病疽，疾未安而渴作，一日饮水数升，愚遂献此方。诸医大笑云：此药若能止渴，我辈当不复业医矣。乃用木瓜、紫苏、乌梅、人参、茯苓、百药煎等生津液之药止之，而渴愈甚，数剂之后，茫无功效。不得已而用此，服之三日渴止，因此相信，遂久服，不特渴疾不作，气血亦壮，饮食加倍，强健过于少壮之年。

盖用此药，非余敢自执鄙见，实有源流。自为儿时，闻先君知县云：有一士夫病渴疾，诸医皆用渴药，治疗累载不安。有一名医诲之，使服加减八味丸，不半载而疾痊。因疏其病源，今医者治痈，却以生津液止渴之药，误矣。其疾本起于肾水枯竭，不复上润，是以心火上炎，不能既济，煎熬而生渴。今服八味丸，降其心火，生其肾水，则渴自止矣。复疏其药性云：内北五味子，最为得力，此一味，独能生肾水，平补降心火，大有功效。家藏此方，亲用有验，故敢详著之。使有渴疾者，信其言，专志服饵取效，无为庸医所惑，庶广前人之志。如臂痛，脚气，风气，四肢拘挛，上气眼晕，肺气喘嗽，消食，利小便，久服轻身，聪明耳目，令人光泽多子。

——明·薛己《外科发挥》

如果说补中益气汤和十全大补丸治疗痈疽等感染性皮肤疾病尚可理解，那么加味八味丸治疗痈疽就更令人不好理解。要想理解和应用这一治法，就必须全然抛开西医痈疽微生物致病说，因为以这种观点来看，加味八味丸无抗菌作用，治疗痈疽就是天方夜谭。

加味八味丸，即六味地黄丸加五味子、肉桂。薛己在《外科发挥》中详细论述了此方治疗痈疽的病机和适应证："治疮疡溃后及将溃，口干渴，甚则舌或生黄，及未患先渴；此肾水枯竭，不能上润，以致心火上炎，水火不能既济。故心烦躁作渴，小便频数，或白浊阴痿，饮食不多，肌肤渐消，或腿肿脚先瘦，服此以生肾水，降心火，诸证顿止。及治口舌生疮不绝。"总结一下就是加味八味丸可以治疗阴虚火旺之疮疡溃后作渴和复发性口腔溃疡。正如薛氏所言："夫加减八味丸，治阴处火动之圣药也，有是证者，何以舍此。"

中医在治疗疮疡之虚证方面有着极强的系统性，无论是理论还是方药都有完备的体系。我们要如何看待补中益气汤、十全大补丸、加味八味丸等治疗疮疡的区别呢？从病情的轻重顺序来看，补中益气汤对应虚的情况最轻，十全大补丸次之，加味八味丸次之，阳和汤对应阳虚的情况最重。细分看来，补中益气汤对应重点气虚，可有发热，十全大补丸对应阴阳两虚，加味八味丸对应阴虚火旺，阳和汤对应阳虚极盛。

可见，加味八味丸并非只治疗溃后作渴，主要是针对阴虚火旺之溃疡，只不过阴虚火旺多引起口渴。若谈到溃后作渴，在薛氏的诊疗体系中，有一整套方案值得我们学习。总结一下，即尺脉大或无力而渴者，宜滋阴降火，加味八味丸主之。上部脉沉实而渴者，宜泻火，凉膈散主之。上部脉洪数而渴者，宜降火，黄连解毒汤主之。胃脉数而渴者，宜清胃火，竹叶黄芪汤。气虚不能生津液而渴者，宜补中气，补中益气汤主之。脉大无力，或微弱而渴者，宜补气血，宜八珍汤、圣愈汤。脓血大泄，或疮口出血而渴者，大补气血。如不应，急用独参汤。

谈金银花治疗感染性疾病

　　婺人罗元奎，丁亥夏卒发寒热，旋即呕吐不能立，自言胯间痛不可当。孟英视其痛处，焮赤肿硬，形如肥皂荚，横梗于毛际之左，乃曰：此证颇恶。然乘初起，可一击去之也。用金银花六两，生甘草一两，皂角刺五钱，水煎和酒服之。一剂减其势，再剂病若失。逾年患伤寒，孟英切脉，虚细已极，曰：此不可徒攻其病者，以阴分太亏耳。与景岳法，以熟地、当归、酒炒白芍、炙甘草、橘皮、柴胡等药，一剂而瘳。（此法予亦屡用获效。气虚者，并可加参。但表药止柴胡一味，犹嫌力微。予每以此法治阳证疮毒，莫不应手取效，真妙方也。）

——《王孟英医案》

　　对于外科感染性疾病而言，金银花是非常关键的一味药。无论是"疮疡之圣药、外科之首方"的仙方活命饮，还是托里消毒散，均使用到了金银花。《本草便读》言："金银花其气芳香，其色赤白，而凡花皆散，有宣通气血解散之功，且寒能解毒，甘不伤胃，故一切痈疽外证，推为圣药。"但近代以来，随着抗生素的广泛应用，金银花的价值逐渐被忽视。直接后果就是，面对一些严重的感染性疾病时，很少有人会选择中药，或者说用常规的方剂效果不佳，这是为什么？通过这则医案，我想我们可以找到答案。

　　此医案来自清代名医王孟英。医案很简单，讲的是一人胯间出现感染性疾病，伴有发热、呕吐、头晕等症状，病情比较重，局部感染引起了全身症状。此病若放在现在，医生几乎都会使用抗生素。我们看一下王孟英在面对这种问题时的思路，很简单，概括一下，即直击病所，阻截病势。

　　处方味少力专，金银花六两，生甘草一两，皂角刺三钱。效果非常好。一剂减其势，再剂病若失。两剂药，问题基本上就被解决了。为什么效果如此好，我认为药物的剂量很关键，尤其是金银花的用量非常大，达六两之多，约合 223.8g。可见，古人治疗皮肤软组织感染，病情比较重的时候，金银花可以用到 223.8g。或许有人不以为然，认为这个医案只是个案。

带着这个问题，我翻阅了很多古籍，发现古人在治疗感染性疾病时，金银花的用量普遍偏大，一两到十两之间，除了七两和九两，其他剂量均有记载。《石室秘录》中记载的治疗肺脓肿和肝脓肿的肺痈方和肝痈方中，金银花的用量均达到了十两。《华佗神方》中治疗肺痈和瘰疬的方药中，金银花用量也是十两。《辨证奇闻》中的回生至圣丹，金银花用量为八两。而一两至四两之间的方剂及医案比比皆是。河北名医张锡纯在《医学衷中参西录》中记载了一则肺痈的医案。

一人，年三十余，昼夜咳嗽，吐痰腥臭，胸中隐隐作疼，恐成肺痈，求为诊治。其脉浮而有力，右胜于左，而按之却非洪实。投以清金解毒汤，似有烦躁之意，大便又滑泻一次。自言从前服药，略补气分，即觉烦躁，若专清解，又易滑泻，故屡次延医无效也。遂改用粉甘草两半、金银花一两、知母、牛蒡子各四钱，煎汤一大碗，分十余次温饮下，俾其药力常在上焦，十剂而愈。后两月，因劳力过度旧证复发，胸中疼痛甚于从前，连连咳吐，痰中兼有脓血。再服前方不效，为制此汤，两剂疼止。为脉象虚弱，加野台参三钱，天冬四钱，连服十剂全愈。

这是近代医家治疗重症的实例，处方药味只有四味，其中甘草一两半，金银花一两，十剂而愈。从历史文献治疗肺痈的处方看，张氏的金银花用量已经相当保守了。如《华佗神方》中的华佗治肺痈神方"玄参二两，麦冬三两，生甘草五钱，金银花十两，水煎服，一剂痛减，二剂内消"。可见，在治疗肺痈时，古人是主张超大剂量使用金银花的。金银花的用量越大，疗效越好。金银花十两二剂即可使肺痈内消，但张氏金银花仅用一两，十剂才愈。

治疗内脏感染，金银花的剂量一定要大。在治疗体表感染性疾病时，大剂量使用金银花仍然可以显著缩短病程。陈士铎在《辨证录》中论述逐邪至神丹（金银花四两，蒲公英二两，人参一两，当归二两，生甘草一两，大黄五钱，天花粉二钱）时说："此方用金银花四两，用蒲公英二两，佐之参、归、大黄之大料，未免过于霸气。然大虚之病，又用大黄祛逐，似乎非宜。谁知毒正盛，乘其初起之时，正未甚衰，大补泻火之为得乎。倘因循失治，或畏缩而不敢治，及至流脓出血，正气萧索，始用参、芪补气，往往有用至数斤而尚未能复原。何不早用于化毒之中，正又无伤而毒又易散哉。此因势利导之法，又不可不知也。"

由此可见，在治疗感染性疾病时，金银花的使用一定要足量。一般的疖肿，可用一二两；若伴有全身症状，可加至四五两；若为内脏感染，可用至十两。

同时，金银花的适应证比较宽泛，可以用于疮疡初期、中期，即使后期破溃了，溃疡久不收敛，有明显感染也可以使用。正如《慈济医话》中言："惟金银花，无论消托，皆当用之。"

近年来，金银花价格愈来愈贵，我在临床中常以忍冬藤代替，但用量要大于金银花。比如金银花30g，用50~60g的忍冬藤代替，疗效也挺好。当然，这主要是针对比较小的，或局限的皮肤感染。对于重症感染，一定要使用金银花。

杂谈篇

论外科外感致病的治则

一监生似前欲后受寒，致成腿痛，予以暖肾经、温经络、散寒邪药治之。彼以为缓，请内医，甘服表散之剂，外邪虽散，其内必虚。又以小柴胡汤等药调理，致虚热发作，口燥咽干，烦渴不已；又以知母石膏汤清其上，防风、木瓜、威灵仙等剂攻其下，众议纷纷，杂药妄进，致病愈剧。仍复请治，其时患腿愈肿，其形缩小，此必死症也。况此症原从肾经受寒，非附子、破故纸不能通达关节；非羌活、防风、牛膝不能通行闭滞；非人参、白术、炙甘草不能使脾气行达四肢；非川芎、当归、白芍、熟地、红花不能养血活血。凡病从虚而入者，先补其虚，后攻其病。况治此症，不加温补而反用发散解肌，以正风寒有余之法治之，不死何愈？后果死。医者众误，始信而服之。

——明·陈实功《外科正宗·附骨疽论第二十七·附骨疽治验》

谈到中医的发展渊源，无论如何都绕不开《伤寒论》。它是中医的第一本临床医学著作，主要讲的是关于外感病的诊断与治疗，比如流行性感冒、上呼吸道感染之类的疾病，当然不止这些。可以说，中医是以研究外感病为起点建立起来的一整套体系。

我们平常说的外感，即广义的感冒，就是感受外邪引起的身体不适，以及由此引发的一系列病症。这些病真的那么好治吗？真的只是麻黄汤、桂枝汤就能解决？分清风寒、风热就行了吗？或者说，明白伤寒、中风、伤风就足够了吗？一旦受寒，就能使用辛散、祛风之剂？其实在临床中，疾病远比我们想象的要复杂。

我们一起来看一下陈氏这则医案。讲的是一男子，年纪不详，房事之后，外感风寒，造成腿疼。以我们常规的思路来说，既然受了寒，只需要辛温之剂温散风寒就可以了，太阳、少阳证中有很多方剂可以选。这样看起来这个病症很简单，但事实却是，患者用了解表药之后，出现了一些病情转恶的情况，"虚热发作，口燥咽干，烦渴不已"，可见药不对症。陈氏面对这种情况，是如何做的呢？他说了一段非常经典的话：

> "此症原从肾经受寒，非附子、破故纸不能通达关节；非羌活、防风、牛膝不能通行闭滞；非人参、白术、炙甘草不能使脾气行达四肢；非川芎、当归、白芍、熟地、红花不能养血活血。"

他认为当务之急是"暖肾经，温经络，散寒邪"。可惜，患者没有遵医嘱，妄用辛散之剂，致使内虚愈重，病情转恶。

通过此案，我们应该明白以下两个问题。

其一，对于外感致病，我们不能仅仅考虑风寒、风热；伤寒、伤风、中风；辛温、辛凉。病邪侵犯人体的时候，有六经传变，当然也有可能直中、并病、合病。临床情况极为复杂，疾病不会规规矩矩按照六经来传变发展。本例患者就是直中。病情特殊，就必须用特殊之法。本例患者就是典型的外邪直入肾经，这是因为患者素体肾虚。在六经之中，少阴肾经是相对比较深的，不易受外邪侵扰，但若患者素体少阴经空虚，必为外邪所侵，正如《内经》所言"邪之所凑，其气必虚。"

在临床中，外感直中少阴者，并非少见，只是很容易被医者误诊。比如，感受风寒后，很多人会出现咽痛，而无其症。很多医生受西医之上呼吸道感染之说，动辄抗生素，一见咽痛，便以为有火，清凉之药下肚，变证频生。久而久之，患者身体越来越差，但凡有风吹草动，便咽痛不适。这就是医者不识病，将太阳病之伤寒中风与少阴病混淆的原因。太阳病总纲"太阳之为病，脉浮，头项强痛而恶寒"，中风总纲"太阳病，发热，汗出，恶风，脉缓者，名为中风"，伤寒总纲"太阳病，或已发热，或未发热，必恶寒，体痛，呕逆，脉阴阳俱紧者，名曰伤寒"。此三条均未提及咽痛。少阳病小柴胡汤证也只提及"咽干"，只有少阴病篇中多次提及咽痛。这是因为肾脏直行之脉向上过肝和横膈，进入肺中，络喉咙，挟于舌根两侧。正因为陈氏明白此患者乃寒中少阴，故当以温肾为主。

其二，病之相异源于人之禀赋不同。一般来讲，邪气属自然之物，基本都是一样的，而人的身体有虚实之分，所以才会感受相同的病邪，但出现多种多样的表现。可见，疾病的表现主要取决于人体之虚实。对于体虚之人，也就是"从虚而入"，应该"先补其虚，再攻其病"；如果是体实之人，但攻其病便可。本例患者就是因为行房之后，精气大泄，肾经空虚，外感风寒，风寒乘虚而入，致使肾经受邪。故而，当先以热药温补其虚，佐以散寒，方能周全。

浅谈中医对房事后之病的认识

一男子房事后阴寒，大腿无形作痛，至夜尤甚，不能步履。医以散寒除湿、消痰止痛药治之，其疼益增，诊之脉细涩而无力，此气血不足，寒气所乘之症。当以大防风汤，二剂疼痛顿减；又四剂，其疾痊安。

一男子暑月欲后，当风睡卧，致寒气袭于左腿，遂成肿痛，寒热交作，胸痞不食。以保安万灵丹葱汤化服，洗浴发汗，以散骨髓寒毒。后以大防风汤去羌活加红花、破故纸温暖肾经，通行经络，肿痛渐消，血脉渐和，后以三因胜骏丸间服调理，两月而愈。

——明·陈实功《外科正宗·附骨疽论第二十七·附骨疽治验》

中医特别强调很多病症的发生跟房事密切相关。甚至可以肯定地说，有些病，房事后发病与无房事发病，病机是完全不同的，当然治疗方法也截然不同，这或许是中医的特色之一。

今天我们分享的是明代陈实功的两则医案，这两个医案有一个共同点，均为房事后发病。医案是这样的，一男子，房事后出现了生殖器寒凉，大腿疼痛难忍，尤其晚上更加严重，甚至不能走路。另一男子，于夏天房事后，吹着风入睡，醒来后左腿肿痛，忽冷忽热，同时伴有胸闷，食欲不振。大家或许会疑惑，从西医角度来说，这病来得蹊跷，与感冒的症状有些类似。但从中医角度来分析，解释起来就非常容易，即受风、受寒。

中医很强调房事后的保养，那房事后发病到底意味着什么？在中医看来，房事耗精伤气，搅动气血，房事之后必然精血亏虚，神气不稳，容易受外邪侵袭，邪气容易乘虚而入，引发疾患。此时生病的根本原因在于本虚，而不在于邪实。若突然发病或者因为其他原因发病，不是房事之后的发病，可能更多的是邪实或邪盛。当然，素体虚弱的人也可能出现疾病。

这就是问题的关键所在。

所以，第一位男子房事后出现了不能行走，大腿疼痛，所以医生给他用了一些散寒、除湿、止痛药后，不但没有缓解，反而疼痛加剧。根据其病史，判断为气血不足，寒气侵袭。所以用大防风汤散风寒，二剂后疼痛顿减，四剂病愈，可谓神效。

另一位患者显然比第一位更为严重，因为他不光腿疼，而且伴有肿胀，寒热交错，甚至伴有胸闷，食欲不振，陈氏先用保安万灵丹苦辛温散，以葱汤为药引子。大葱煮水类似于姜汤，只是葱汤更为清透升散，姜汤散中焦之寒，大葱发上焦之寒，姜汤散里寒，大葱发表寒。因风寒从表而入，故用大葱。待骨髓寒毒解除，我们要抓住病情的根本是在于本虚，也就是气血不足，所以依然给予大防风汤。

病案看似简单，道理也不难懂。或许此种病证，并非我们所能常见。但古人常以小见大。我们今天读医案就要以小见大。要想做到这一点，就要静心沉思、把功夫用在字面以下。苏询有言："惟天下之静者乃能见微而知著"，本着此等精神，我们澄怀定志，精心钻研中医，方能以小见大、见微知著。

此医案留给我们思考的就是虚劳受邪的证治思路。如果患者明确地告知发病是在房事之后，我们首先应该想到的是他的本虚，或是能够在房事之后发病，说明患者本身的体质并不是太好，可能本虚并不是一个短暂的状态，而是一个长期的、基础的病态。对于患者本身来讲是一个常态，如同贫弱之邦才遭受内乱，又逢外敌入侵，此时除了驱逐来犯之敌外，更应该固守国本。

房劳如此，役劳、情伤、久病等，理同矣。

论风热有表里之别

　　一男子焮痛发热，服祛风清热药愈炽，诊其脉沉实，乃邪在内也，用防风通圣散一剂顿愈，又荆防败毒散二剂而安。夫此证虽属风热，当审在表里，治无误。

——明·薛己《外科发挥·天疱疮》

　　在外科、皮肤科疾病中，风热是个很重要的概念。在多数情况下，我们将其理解为表证的致病因素和证型。其实，风热的概念至少还应该包括病名。《圣济总录·卷第一百六十八》中的小儿风热就是作为病名出现；《诸病源候论》言"风热病者，风热之气先从皮毛入于肺也"；雷丰《时病论》言："春应温而过热，是为非时之气，所感之风，风中必夹热气，故名风热病耳。"也就是说，本来是病因概念的风热，同时兼具证型和病名的概念。其实，这种现象在中医里面非常多。主要原因是，可能在漫长的发展中，中医医家大多相对独立地进行研究和临床，文献记载中就会出现同名异义和异名同义的概念混淆现象。因此，当代人读古代医典时，一定要弄清概念的起源。

　　一般而言，所谓风热，就是风邪夹热。因此，无论是病因学、症候学还是病名概念，应该都是用于表证。但在本则医案中，薛己却在按语中说："夫此证虽属风热，当审在表里，治无误。"结合医案描述，我们可以看出薛氏认为风热证应当有表里两种情况，临证当仔细辨别。风热属表，这个好理解，正如《普济方》言："夫风热者，由肤腠虚，风热之气，先伤皮毛，而入于肺。"那么，风热属里证，当如何理解？

　　查阅文献，我们发现，风热不光可以袭表，还可以侵犯脏腑。根据前面引述的文献，我们已经知道风热可以入肺。其实，风热还可以侵犯心肝，《太平圣惠方·卷第二十三》治风热诸方一节中，说道："治风热攻于肝心，语涩烦躁，或四肢拘急，宜服麦门冬散方。"而《圣济总录·卷第一百七》五脏风热眼一节云："论曰：凡人目中泪孔属肝，白睛属肺，赤脉属心，四眦属脾，瞳仁属肾，盖目者五脏六腑，皆相连属，若风热毒气，攻搏脏腑，壅滞经络，悉致目疾，其候不一，要当审其疾之所由起，不可拘于肝也。"《太平圣惠方·卷第二十三》中专门讲的是大肠风热。可见，风热作为病邪也可引起里证。

在本则医案中，男子患天疱疮，焮痛发热，脉沉实，可见明显为有热在里，绝非风热在表。因此，服祛风清热药后病情反而加重，而用防风通圣散清泄里热后明显缓解，热除后，继而以荆防败毒散专祛外风。既然是风热，为什么用祛风散寒的荆防败毒散呢？其实，此中玄机，《冯氏锦囊秘录》有一段论述或可参考。"风热者，其症有二，有素因痰火郁热在内，热极生风，或为风寒所束，不得发越，此热为本，寒为标，治宜辛凉轻剂清热散风。若热甚生风者，但治其热而风自消；风未生热者，但治其风而热自愈也。"

这段论述将寒热和风热之间的关系说得非常明白。有三点值得我们仔细体会，其一，风热之中可能有风寒的影子，因此，我们在治疗皮肤病时，若遇皮色鲜红却恶风时，一定要注意是否有寒邪。其二，在对风热的治疗上，要注意分清主次，风重一点，还是热重一点，治疗方法大有不同。当然，最后一点，就是我们这则医案最大的亮点，即风热有表里之别。

论瘢与疹

一小儿患疹作痛，发热烦渴，欲服清凉饮下之。诊其脉不实，举指不数，此邪在经络也，不可下，遂用解毒防风汤，二剂而愈。

此证小儿多患之，须审在表在里，及邪之微甚而治之。王海藏曰：前人云：首尾俱不可下者，何也？曰：首不可下者，为瘢未见于表，下则邪气不得伸越，此脉证有表而无里，故禁首不可下也；尾不可下者，为瘢毒已显于外，内无根蒂，大便不实，无一切里证，下之则瘢气逆陷，故禁尾不可下也。

一儿作痒发热，以消毒犀角饮，一剂作吐泻，此邪气上下俱出也，毒自解，少顷吐泻俱止，其疹果消。吐泻后，脉见七至，此小儿和平之脉也，邪已尽矣，不须治，果愈。洁古云：瘢疹之病，其为证各异。发瘢肿于外者，属少阳三焦相火也，谓之瘢；小红靥行皮肤之中，不出者，属少阴君火也，谓之疹。凡显瘢证，若自吐泻者，慎勿乱治，而多吉，谓邪气上下皆出也，瘢疹并出，小儿难禁，是以别生他证也。首尾不可下，大抵安里之药多，发表之药少，秘则微疏之，令邪气不壅，并令其次第出，使儿易禁也。身温暖者顺，身凉者逆。

——明·薛己《外科发挥·瘢疹》

在皮肤性病症状学里，皮肤损害的原发皮损主要有八种，其中瘢疹位列第一，是最常见的皮肤病原发皮损。王椿森主编的《皮肤性病学》一书，对其定义为：指皮肤颜色的改变，为既不高起也不凹陷，可看见而无触知的皮疹。这也是目前绝大多数皮肤科医生的常规认识。

在西医学中，瘢疹只是一种症状，而在中医学中，瘢疹不仅是一种症状，有时指的是一种或一类疾病，正如此医案的出处《外科发挥》一书中，单列"瘢疹"一章，将它与很多外科疾病并列。纵观古代医典，很多书均将瘢疹单列一章做专门论述，可见瘢疹在古代中医学中很多时候是作为一种病（依我们今天的认识，应该是一类疾病）来论述的。

在中医学中，瘢和疹是两个概念，大多医家对其分而论之。通过上面这两则医案，我们或许可以看出端倪。

第一则医案说的是，一小儿患疹，临床症状有皮肤疼痛、发热、心烦、口渴。按邵氏所言，疹多由邪火而起，当用辛凉。宜用清凉饮。薛氏所说的清凉饮，其组成为大黄、赤芍、当归、甘草，主要用于治疗积热疮疡，可伴有烦躁、喜冷饮，大便秘结，小便赤涩等。但由于其脉不实，薛氏考虑没有里热，所以未用清凉饮，改用解毒防风汤，其组成为防风、地骨皮、黄芪、芍药、荆芥和枳壳。疗效很好，二剂而愈。

接下来，他在评述中，通过引用王海藏的一段论述，明确说明了不用下法的原因。但这里需要我们注意一点，那就是他所论及的是瘢而非疹。难道薛氏将两者混淆了？由于这里面涉及较多问题，我们先将此问题搁置，来看第二则医案。

同样是一小儿患疹，症状为发热、瘙痒，以疏散风热之消毒犀角饮治之，两则医案除了疹之外，都伴有全身症状，类似于风疹、麻疹等病毒疹，均以疏散风热为治。第二则医案的论述比较重要，引用了洁古老人的话，对瘢疹进行了分别论述，即："发瘢肿于外者，属少阳三焦相火也，谓之瘢；小红癗行皮肤之中，不出者，属少阴君火也，谓之疹。"也就是瘢是突出皮肤表面的，为少阳三焦相火；疹不突出于皮肤表面，为少阴心经君火。显然，薛氏对于瘢疹的论治是遵洁古老人之旨的。

除了薛己，陈复正在《幼幼集成》中也认为："小儿瘢与疹，宜分证候阴阳，其焮肿于外者，属少阳相火，谓之瘢。其证发于面部，或背部、或四肢，极其稠密，色如锦纹，红赤者胃热也，紫黑者胃烂也。宜消瘢青黛饮。其红点发于皮肤之内不出者，属少阴君火，谓之疹。其证发于胸腹手足，稀而少者，此由无根失守之火，聚于胸中，上蒸于肺，隐于皮肤而成小疹，其状如蚊迹、蚤瘢而非锦纹也。理中汤。"可知他也认为瘢是突出皮面的，而疹是不突出皮面的。这显然是受洁古老人的影响。

但翻阅古籍，我们又有新的发现，很多医家对于瘢疹的认识跟以上观点完全不同。如《万氏家抄济世良方》言："有色点而无头粒者，谓之瘢；有头粒而随出即没，没而又出者谓之疹。"《伤寒指掌》言："瘢者，有触目之形而无碍手之质，即稠如锦纹，稀如蚊迹之象也。或布于胸腹，或见于四肢。总以鲜红起发者为吉，紫色成片者为重，色黑色青者，不治。疹者，有颗粒之象，肿而易痒，即痧瘾之属。须知出要周匀，没宜徐缓，春夏多此。癍疹二者，不外手太阴与足阳明之治。又癍为胃家毒火，疹属脾家湿热，须互参之。"《丹台玉案》曰："癍属少阳三焦相火，有色痕而无头粒，重者红如锦纹。疹属少阴君火，浮小而有头粒，随出随没，没而复出也。"从这些描述来看，癍似乎相当于今天我们常说的癍疹，而疹相当于我们说的丘疹，包括痧疹和瘾疹。不仅两者的形态、概念不同，两者的发病机制和治疗方法也不同。正如《伤寒指掌》中，邵仙根评曰："癍由阳明胃热而发。疹因肺受风温而出"，进一步概括就是"癍发于胃、疹出于肺"。在治法上，"癍有阴阳寒热虚实之不同，当看其外症，参其脉象，而施温凉补泻之治法。"而"疹无不由邪火而作，阴寒之症罕有，故治疹之法，不外辛凉清透、宣肺化邪"。

以洁古老人为代表的医家认为癍为突起于皮肤表面，属少阳相火，疹为不突起于皮肤表面，属少阴君火。而《万氏家抄济世良方》则认为癍为平于皮肤表面，疹为突起于皮肤表面。《丹台玉案》在癍疹的形态认识上与《万氏家抄济世良方》一致，病机上却与洁古老人一致，认为癍属少阳相火，疹属少阴君火。《伤寒指掌》在形态上与以上两部典籍认识一致，但病机上认为癍属手太阴，疹属足阳明。《医方考》又有"无热不癍、无湿不疹"之说。《伤寒指掌》中除了认可癍属少阳，疹属少阴之外，又言："癍为胃家毒火，疹属脾家湿热。"

不仅癍和疹的概念不同，病机也多有出入。那么，我们该如何理解呢？

首先，我们从形态学上分析，《康熙字典》言："疹，诊也，有结气可得诊见也"，《玉篇》云："瘾疹，皮外小起也"，可见，疹是指突起于皮肤表面的皮损。而癍，在很多古代文字学书籍中并无记载，可能因其属于医学专业术语，很少被文人使用。跟癍类似，而斑在《说文解字》中解释是"驳文也"，也就是杂色花纹。所以，从文字学角度来看，《万氏家抄济世良方》《伤寒指掌》中的说法更合理，可从。即癍为不突起于皮肤表面的皮损，疹为突起于皮肤表面的皮损。同时，根据文献来看，认为癍是突出皮面的说法可能均来自于那段洁古老人的引言。综合而言，癍是平的，疹为凸起更为合理。

关于瘰疬病机的讨论，就相对比较复杂了。各家对此均有系统性的认识，包括治则、治法、方药等。明代虞抟在《苍生司命》中说："胃者，总司也。五脏六腑之气皆由胃发，故胃热失下，热气熏蒸，冲入少阳，则助相火而成瘰，冲入少阴，则助君火而成疬。苟胃热被下，则胃火一息，二经之火亦息，瘰疬二症亦随泯矣。"他就是为了解释洁古"瘰属少阳，疬属少阴"与"瘰疬属胃"的矛盾。但笔者认为这种解释仍有诸多纰漏。首先，《伤寒指掌》中说的是，瘰属手太阴，疬属足阳明，这明显只谈到了足阳明胃，未论及手太阴肺。这是他选择性讨论的结果。其次，阳明胃是如何冲入少阳三焦，如何冲入少阴心，言语不详，不具备很强的说服力。

为了弄清楚这些学说的来龙去脉，笔者试图找到洁古老人这句话的出处，但很遗憾，所有关于这段文字的记载均为引述，始终未找到这段文字的原文出处。而在刘完素《素问病机气宜保命集·小儿瘰疬论第三十一》中有一段论述："瘰疬之病，其状各异，疮发焮肿于外，属少阳三焦相火，谓之瘰；小红瘭行于皮肤之中不出者，属少阴君火也，谓之疬。"或许，此说并非洁古老人之言，实为刘河间之说。刘河间倡"六气皆能化火"学说。对于瘰疬的论治，从火热而论，故从相火、君火而论。而瘰属手太阴，疬属足阳明，也着重在于一个热字，虽经络不通，但火热之邪却相同。正如《六因条辨》所说："瘰为阳明热毒，疬为太阴风热，总属温热所化，发泄于外。"治法上皆以清热选表、透疬退瘰为主，只有少数情况，可用微下之法。

最后，我想用《医方考》中的一段话来总结一下："无热不瘰，无湿不疬，此二言者，瘰疬之大观也。其致疾之由，则有风、寒、暑、湿之殊；辨证之法，则有表、里、虚、实之异。此在人之自悟，非可以纸上尽也。"也就是说，即便瘰和疬在脏腑湿热方面各有侧重，但总体而言，与胃、火密切相关，临床中药根据具体情况而定，切不可拘泥于理论，死守方药。

回顾和厘清瘰和疬的概念，对我们今天治疗皮肤病是非常有帮助的。众所周知，皮肤病种类繁多，很多疾病缺乏有效的治疗方案。尽管很多皮肤病的病名不同，病因也不同，但其临床表现却非常相似，因此，中医以症状为提纲的诊疗体系对解决目前很多缺乏有效治疗方案的皮肤病来说，是非常有临床指导价值的。

疮疡针法浅谈

一妇病痈在背之左，高硕而熟，未破。医云可烙。傍有老成者曰：凡背之上，五穴之所系，膈膜之所近，烙不得法，必致伤人。医曰：但宜浅而不宜深，宜横而不宜直入（恐伤膈膜），宜下而不宜上（恐贮脓血），谓此诀尽无妨也。于是烧铁箸烙之，肉破脓出，自此而愈。当时直惊人非刽子手者。

——明·汪机《外科理例·针法总论五十一》

火针，前些年并不是很受欢迎，主要原因是患者的恐惧心理，医生也担心因操作不慎造成不良后果。但近年来，火针在皮肤科的应用非常广泛，火针的使用已不再局限于中医，很多西医医生也在广泛使用，出现了一些关于火针的基础研究文章，这主要是因为人们认识到了火针令人惊奇的治疗效果。

对于已成脓的痈肿，切开引流是最直接的选择，而火针就是微创的切开引流。既能达到切开引流的效果，还能做到疮口最小化，这正是它在痈疽等皮肤感染性疾病中的应用价值。其实，中医在很早之前就在使用脓肿切开引流，不光有切开引流的概念，也有详细的操作方法。如《外科理例·针法总论五十一》言："痈疽之生，脓血之成，积微之所生也。故圣人自治于未有形，愚者遭其已成也。已成脓者，唯砭石铍锋之所取也。"砭石、铍刀功同今天的手术刀，说明了已成脓的痈疽就需要砭石、铍刀切开，使已成之脓尽快流出。《外科精要》中记载了详细的切开引流的操作方法："痈成脓则针宜用马衔铁为之，形如韭叶样，两面皆利，可以横直裂开五六分许，攻去毒血。"这种韭叶样的针，其实是比较小的双刃双锋刀，这就是明代中医常用于做切开脓肿的手术刀具。

而关于痈疽的用针方法的记载更为详细，《外科理例》："疮疡一科，用针为贵，用之之际，须视其溃之浅深，审其肉之浓薄。若皮薄针深，反伤，益增其溃。肉厚针浅，脓毒不出，反益其痛。至于附骨疽、气毒、流注，及有经久不消，内溃不痛，宜燔针开之。若治咽喉，当用三棱针。若丹瘤及痈疽，四畔赤嫩，疼痛如灼，宜砭石砭之。去血以泄其毒，重者减，轻者消。”这一段系统论述了不同情况下使用不同针的方法。共涉及普通针、燔针、三棱针、砭石四种工具。《内经》中记载有九针，很多就是行切割组织的工具。这里的燔针就是火针，可见，火针的适应证为附骨疽、气毒、流注，及有经久不消，内溃不痛，基本属于阴证的、未破溃的外科感染性疾病。一般的疖，可直接用针刺即可。当然，皮损越大，使用的工具也越大，三棱针、砭石，手术刀都可以使用。

本医案所讲为一妇女左侧背部出现了痈，比较大，高肿脓熟，但未破溃，治疗也比较简单，以铁箸烙之，肉破脓出，自此而愈。这则医案夹杂了烙法的操作原则和要点：“凡背之上，五穴之所系，膈膜之所近，烙不得法，必致伤人，但宜浅而不宜深，宜横而不宜直入（恐伤膈膜），宜下而不宜上（恐贮脓血）。”也就是说，烙刺的时候，宜浅而不宜深，宜横而不宜直入，宜下而不宜上，直入容易伤及膈膜，在疮疡最低处开口，不易积藏脓血。这一原则非常重要，是烙法最核心的操作原则，极具临床价值。

那么，烙法是什么？铁箸又是什么？这里的烙法跟火针又有什么关系？下面让我们来一一说明。

烙法就是用烧红的针、刀、箸等器械刺破皮损，它跟火针的原理是一样的，只不过创伤要远大于火针，适用于阴疽。如《外科精要》云：“疽成脓则宜烙。”具体操作方法为“可用银篦，大二寸，长六寸，火上烧令赤，急于毒上熨烙，得脓利为效”。这里用的是银篦，银篦本身为女人发饰，略成长方形，长六寸（约 18.6cm），宽二寸（约 6.2cm），具体方法即以火烧篦齿，使其通红后，立即烙于皮损。以烙破皮损，脓出为度。

《外科理例》中有一段描述，更加详细地记述了铁箸烙法的操作过程：“火烙针，其针圆如箸，大如纬挺，头圆平，长六七寸，一样二枚。捻蘸香油，于炭火中，于疮头近下烙之。宜斜入向软处，一烙不透再烙，必得脓。疮口烙者，名曰熟疮，脓水常流，不假按抑，仍须纤之，勿令口合。”这里不仅详述了操作方法，还对铁箸进行了描述。铁箸就是火烙针，针体圆如箸，长六七寸（18.6~21.7cm），大如纬挺，“纬挺”是何物，笔者查证了一下，并没有找到类似的说法，因此，笔者根据语义，考虑“纬挺”可能为“苇梃”的误写，也就是粗细如芦苇的茎。跟筷子一样，是一双，操作的时候，两根一起，蘸上香油，在火上烧，再去斜刺皮损最软处，刺破脓出即可。

铁箸即火烙针，显然这比针要大很多，那这里为什么要用铁箸而不用针？原因是对于较大的疮疡，针太细了，伤口易合，而且阴疽，往往成脓不彻底，需要不断引流。《外科精要》言："用尖针烙者不得法，尖针头细，其口易合，惟用平圆头者为妙，盖要孔穴通透。"铁箸的大小合适，而且头部是平圆的。

即便如此，仍有伤口愈合，坏死组织不能引流彻底的风险。为此专门有记载引流的方法，可谓尽显古人智慧。"或恐疮口再合，用细牛膝根，如疮口之大小，略割去粗皮，插入疮口，外留半寸许。即用嫩橘树叶、地锦草各一握，研成膏敷之。牛膝能使恶肉常流，二草温凉止痛，随干随换，此十全之功也。"引流条用牛膝根，外敷嫩橘树叶、地锦草，不停换药，直至疮内坏死组织完全引流出来。这几乎跟我们今天的切开引流术完全一样。据记载，清代统治者将明代科技书籍收于内府，而传教士是有机会阅读的，因此，部分传教士将中国科技成果介绍到西方，再以"出口转内销"的方式，在民间流传，让我们误以为很多科技原理都是西方人创造的。这种说法姑且不论真伪，但在医学界，的确有很多理念和方法，甚至是手术器械，跟我们古代的非常接近。以手术刀为例，明代的手术刀跟今天的柳叶刀几乎一样，只是古代的手术刀是一体成型，现代我们常用的柳叶刀刀头和刀身是可拆卸的。

论灸法治疮疡

甲戌年，疡医常器之，诊太学史氏之母云：内有蓄热，防其作疽。至辛巳六月，果背胛微痒，疮粒如黍，灼艾即消，隔宿复作。用膏药覆之，晕开六寸许，痛不可胜，归咎于艾。适遇一僧，自云病疮甚危，尝灸八百余壮方苏。遂用大艾壮如银杏者，灸疮头及四傍各数壮，痛止，至三十余壮，赤晕悉退。又以艾作团，如梅杏大者四十壮，乃食粥安寝，疮突四寸，小窍百许，患肉俱坏而愈。

【愚按】灼艾之法，必使痛者不痛，不痛者痛，则其毒随火而散。否则，非徒无益，而又害之。

——宋·陈自明《外科宝鉴·灸法要论第八》

艾灸是最常用的中医传统疗法之一，我们常说的针灸，其中灸就是指艾灸。早在秦汉时期，《内经》就为艾灸奠定了理论基础。灸法中最简单的方法就是，将艾绒点燃后，靠近穴位进行熏烤，以达到治疗和保健的目的。艾灸具有消除寒湿、驱散寒邪、温经活络的作用。艾灸用于保健，大家很熟悉，对于风寒感冒、肌肉酸痛、关节炎等，也较为常用，但用于外科疾病，如感染性皮肤疾病，很多人认为并不适合。因为西医认为感染性皮肤疾病多因细菌感染、真菌感染或病毒感染等因素引起，使用抗生素、抗真菌药物或杀灭病原体的药物是最好的选择。而艾灸过程中会产生热量和烟雾，可能会对皮肤感染的情况产生不利影响，甚至加重症状。此外，中医多认为，痈疽疮疡与火毒相关，艾灸温热，不太适合。加之在感染期间，皮肤通常比较敏感和脆弱，过度刺激可能导致感染的扩散或加重。因此，在治疗感染性疾病时，医生大多不会选择艾灸。即便是在古代，医家对于艾灸在外科痈疽中的应用也存在分歧。

《外科选要》云："痈疽发背怎生医，不论阴阳先灸之，不痛灸至痛，疼灸不痛时。"可见，任何痈疽等感染性疾病，均可使用艾灸。《医学心悟》也有类似观点："隔蒜灸法，胜用刀针。书云：不痛灸至痛，痛灸不痛时。凡治痈疽、疔肿、流注，及一切无名肿毒，以大蒜切片安疮顶上，用陈艾炷安蒜上，香点灸之，其艾炷大小，看疮毒大小为取裁。"张景岳也说："痈疽为患，无非血气壅滞，留结不行之所致。凡大结大滞者，最不宜散，必欲散之，非借火力不能速也，所以极宜用灸（《疡医大全》）。"

但是也有与此观点不同者，如李东垣曰："夫疽则宜灸不宜烙，痈则宜烙不宜灸"（《疡医大全》），陈实功言："考之方书，凡头上疮面疔毒、肾俞发，俱禁艾火。以头为诸阳之首，又乃纯阳无阴之位，生疮俱是亢阳热极，如再加艾火，使毒气炽甚，随后必加大肿，最能引动内痰，发之必死。又有面疮为阳毒，肾俞发多因房劳素亏，肾水枯竭，真阴销烁其源，必致内外干涸，多成黑陷，昏闷而死（《疡医大全》）。"王肯堂曰："灸，乃从治之意，惟头为诸阳所聚，艾炷宜小而少。若少阳分野，尤不可灸，灸之多至不救，亦有因灸而死者（《疡医大全》）。"

由此观之，除了一些特殊部位，古代医家对于艾灸在外科疾病的应用上，分歧主要在于阳证之痈疖可否用灸。根据笔者经验，发生于一般部位的痈疽，均可使用艾灸。但有一种情况，对体质特别虚弱，气血亏虚较重者，当慎用灸法，毕竟灸法热刺激比较强。可先以药物调补，待气血稍恢复，再以较小的艾粒进行施治，并逐渐增大艾绒的大小。

此医案记载的是疡医常器之治疗痈的一则医案，治疗方法单纯以灸法治疗，堪称典范。起初，痈初起，只是漏出粟米大小脓疱，一灸而退，这本是好事，但后改用膏药，致使疾病加重。这里的膏药多为苦寒清热之品。病机本为蓄热于内，苦寒使热不得外出，凝聚于内，加重病势。后继以艾灸，逐渐好转，直至痊愈。可见，艾灸之效，绝非夸言。

这里有处细节，很容易被人忽视。患者在外用膏药后病情加重，但病家却以为是艾灸所致。可见，在当时，艾灸在外科感染性皮肤病的治疗上仍有争议，至少不是常规通用之法（清热解毒可能是其常规的治疗方法）。

时至今日，这一问题仍存在较多争议。一则，一般认为艾灸之法多用于虚寒型的慢性疾病；二则，在临床中，艾灸已很少被用于治疗外科感染性疾病；三则，受西医抗菌思维和"火毒致病说"的影响，形成了感染性疾病使用凉性药的错误思维定式。

灸法体系庞杂，根据具体的操作方法和所使用的药物不同，可粗略地分为隔姜灸、隔蒜灸、附子灸、麦饼灸、盐灸、黄土灸等。若与针结合，可有雷火灸、太乙灸等方法。不同的灸法应用于不同的疾病，如隔姜灸可以应用于一般的风寒湿病，隔蒜灸多用于外科痈疽，附子灸用于寒重的痹痛等症。这些方法操作方便、经济实惠，应大力推广应用。